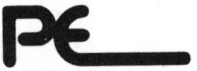

Dieses Buch widme ich meiner Familie.
Ich danke meinen Kindern,
die mir halfen, es entstehen zu lassen:
Birgit, Michaela, Christiane, Florian, Gabriel,
Markus und Miriam.

Heilung war's, die Du erbatest
Gesundheit ist's, die Du erwartest
Alles das will ich Dir geben
Und Dich stets ins Licht erheben!
Wende Dich zu mir nur hin,
Denke und fühle es:
Die heilende Kraft Deines
ICH BIN

Monika Reiz

Was Dir Dein Körper sagen will

VERLAG PETER ERD · MÜNCHEN

CIP-Titelaufnahme der Deutschen Bibliothek
Reiz, Monika:
Was dir dein Körper sagen will / Monika Reiz. - Neubearb.
Neuaufl. - München:
Erd, 1996
    Früher u. d. T.: Reiz, Monika:
    Was dir dein Körper zu sagen hat
ISBN 3-8138-0392-9

2. Auflage 1996
Umschlaggestaltung: bks Werbeagentur Unterhaching
Copyright © Verlag Peter Erd, München
Satz: Leingärtner, Nabburg

ISBN 3-8138-0392-9

Inhalt

Wege zum Heil-Sein

Einen Heiligen erkennst Du nicht an den Worten, die er von sich gibt, sondern an dem, was er ist und wie er lebt.

Ist dieser Mensch, den Du als heilig ansiehst, in seinem Körper, in seinem Denken, in seinem Fühlen und Handeln heil, dann bist Du einer großen Seele begegnet.

Heilig sein hat jedoch nichts mit religiöser Anschauung zu tun, sondern beruht einzig und allein auf der Einhaltung der Lebensgesetze! Wenn Du diese beachtest, wirst Du in Dir eine heile Welt entwickeln. Dabei folgt Dein Körper den gleichen Gesetzmäßigkeiten, die auch im Kosmos ihre Gültigkeit haben. So wie unser Planet Erde auf die von außen auf ihn einwirkenden Impulse reagiert, so wehrt sich auch Dein Körper gegen disharmonische Attacken. Doch seine Reaktion ist fast noch stärker gegen die inneren Vergiftungen, die durch destruktives Gedankengut projiziert werden und die Du von deiner Gehirnzentrale in deinen Organismus sendest. Dieses Prinzip wirkt auch in umgekehrter Richtung: Positive Affirmationen (Gedanken, Gefühle, Vorstellungsbilder) versetzen den Körper in einen harmonischen Zustand und tragen so zu seiner Gesundheit bei!

Unser Körper ist ein sehr empfindliches Instrument und dadurch auch sehr leicht verstimmbar. Dieses wieder in den richtigen Klang zu bringen, ist unsere Aufgabe. Die Arbeit, die dazu notwendig ist, kann uns weder ein Medikament, noch ein Arzt abnehmen – wir selber müssen die Wurzeln der Verstimmung finden, um sie dann behutsam zu lösen. Notwendig hierfür sind in erster Linie Ausdauer, die Bereitschaft zur Selbstkorrektur und Ehrlichkeit. Die Anstrengungen werden sich lohnen, denn das Ergebnis für all die Bemühungen wird ein Körper sein, der sich ganz und gar wohl fühlt. Ein heiler Körper!

Wenn Körper und Seele, Denken, Fühlen und Handeln im geistigen Element vereint sind, im Gleichklang schwingen, dann wird sich in Dir Dein Heil-Sein entwickeln!

Die Kraft der Imagination, der Visualisierung, ist eine wirksame, sich manifestierende Energiesubstanz. So wie Du denkst, so fühlst Du Dich!

So wie Du Dich fühlst, so siehst Du aus!

Werde Dir klar darüber, daß es Deine eigene Lebensenergie ist, die Du freisetzt! Sei es durch unschöne Gedankenbilder, durch Ängste, oder durch gezielte Vorstellungsübungen, die jeder erlernen kann. Denke dich gesund, denn die Gesundheit ist nicht käuflich, wohl aber erlernbar!

In den einzelnen Übungen geht es immer wieder um das selbe Grundschema. Du bist dein eigener Therapeut, der vom Kopf die Steuerung übernimmt. Dein innerer Arzt, Deine göttliche Natur heilt Dich, so wie es Deinem Vertrauen entspricht. Wenn Du jetzt noch erkennen kannst, daß die große Gegenwart des Lebens mit Dir durch Dein Leben geht, dann kann es nur noch ein »*Ich bin heil*« geben.

Stell Dir Dein Organ vor, wie es (auch wenn Du Schmerzen hast) durchlichtet ist und dann wieder vollkommen heil ist. Rede mit ihm, damit es wieder fühlen und erfüllt werden kann. Damit sich der Zellkern wieder dem obersten Plan der »Vollkommenheit« nach entfalten kann. Der Geist lenkt die Materie und Du bist der Lenker!

»Mögen Dich alle guten Wünsche begleiten und Dich auf den Weg zum Erfolg führen, damit Du Dein Ziel erreichen kannst!«

Der Segen Gottes sei mit Dir.

Die Magie der Liebe

Die Magie der Liebe ist es, die in uns Wunder vollbringen kann:

»Wenn Dein Herz mit Liebe erfüllt ist, beginnt sich Dein Körper wohl zu fühlen.« Liebe ruft in der körperlichen Struktur chemische Substanzen hervor, auf die wir voll reagieren. Wir versuchen, sie mit unserem Kopf und dem Gefühl einzuordnen. *Liebe ist die Urkraft des Lebens, sie ist das Verbindende zwischen Geist und Materie, den Atomen, und sie ist das Anziehende zwischen den Menschen.* Ein Bibeltext besagt: »... und hätten sie die Liebe nicht, es wäre nichts ...« Ein Mensch ohne Liebe ist einsam, ein Leben ohne Liebe ist trostlos, eine Welt ohne Liebe ist wie eine Landschaft ohne Sonne, in der eine grüne Wiese zu einer ausgetrockneten, rissigen und spröden Steppe wird.

Das Gegenteil von Liebe ist der Haß. Er ist vernichtend, tödlich! Die Liebe, wenn sie richtig gelebt wird, verwandelt den Haß. So besteht unser Leben, indem wir alle Gefühlszustände durchlaufen, aus einer ständigen Metamorphose. Durch die Veränderung von Angst in Vertrauen, von Zweifel in Hoffnung, von Haß in Liebe, ergeben sich aufbauende Energien, die den Körper in den harmonischen Zustand des inneren Gleichgewichts bringen, in die Gesundheit! Wir sollten uns darüber klar werden: »Wissen über geistige Zusammenhänge ersetzt keine ärztliche Diagnose. Doch niemand kennt seinen Körper so gut wie Du. Deshalb laß Dir Dein Recht nicht absprechen, für Deinen Körper zu entscheiden, denn er ist Dein Ausdrucksmittel und nur Du trägst die Verantwortung für ihn.

Es gibt eine große Anzahl von Redewendungen und Sprichwörtern, die den ganzen Körper von innen und außen beleuchten:

»Sich die Haare raufen«; »mit dem Kopf durch die Wand gehen«; »es fällt mir wie Schuppen von den Augen«; »ich habe die Nase restlos voll«; »daran kannst Du Dir die Zähne ausbeißen«; »reiß den Mund nicht soweit auf«; »nimm den Mund nicht so voll«; »zügle Deine Zunge«; »wer nicht hören will, muß fühlen«; »Sie riskieren Kopf und Kragen«; »das ganze Vorhaben lastet auf seinen Schultern«; »das Herz hüpft mir vor Freude«; »Liebe geht durch den Magen«; »das geht mir an die Nieren«; »ist Dir eine Laus über die Leber gelaufen«; »da läuft einem die Galle über«; »es geht durch Mark und Bein«; »er lebt auf großem Fuß«; »das Ganze ist zum Aus-der-Haut-Fahren!«

Die meisten dieser Redewendungen sind uns sehr geläufig. In ihrer Aussage befinden sich bereits versteckte Botschaften, wo sich Spannungszustände im Körper angestaut haben.

Fühlst Du Dich zum Beispiel nieder-geschlagen, ge-knickt, er-drückt, ver-schnupft, ver-klemmt, be-klemmt oder ver-krampft? Sei ehrlich zu Dir und erkenne Deine vielen kleinen Schwächen. Steh dazu und beginne, aufmerksam zu beobachten, Deine Signale zu deuten und zu korrigieren. Es ist nie zu spät. Du kannst weiterhin in Deinem Selbstmitleid verweilen oder Gesundheit erlernen. Es liegt nur an Dir, denn Du entscheidest für Dich! Wir reden von einer Organsprache und vergessen dabei oft, daß der entstehende neue Körper im Mutterleib alle Botschaften übernimmt. Das körperliche Empfinden der Mutter, ihre gefühlsmäßige und gedankliche Situation, ebenso wie das Verhalten des Vaters, üben eine deutliche Prägung auf den sich neu entwickelnden Zellverband aus!

Dort, wo alles nach Plan arbeiten kann, wo die Schöpfungsmelodie zum Ausdruck gelangen kann, ist Gesundheit, Ordnung, Harmonie und Gleichgewicht zu finden.

Schmerzen sind bereits höchste Alarmsignale, deren sich der Körper bedient, um auf sich aufmerksam zu machen. Reagiert der Mensch auf diese Zeichen, ohne gleich zu einem Medikament zu greifen, so wird der Körper von sich aus versuchen, nach besten Kräften wieder Gesundheit zu entwickeln.

Die im Körper vorhandenen Selbstheilungskräfte müssen jedoch erst aktiviert werden, und das heißt nichts anderes als: Arbeite an Dir!

Ein uralter Spruch heißt: *Bete und arbeite!* Solange wir eine Schwäche bekämpfen, erzeugen wir Druck. Druck erzeugt Gegendruck und jedes Geschöpf wehrt sich dagegen. Jedes Tier, die Natur, jeder Mensch, jeder

9

Körper! Kampf und Druck erzeugen eine richtige Revolution. Sogar die tragende Säule, die Wirbelsäule, verändert sich unter der Druckwelle der Belastung, unter dem heute so verbreiteten Streß.

Diese Situationen wiederholen sich in allen Lebensbereichen, solange bis wir erkennen und verändern.

Wir dürfen daraus aber nicht folgern, daß wir uns in unser Leid ergeben sollen, so wie man versuchte, es uns jahrhunderte lang aufzuprägen, sondern wir haben die Verantwortung für unseren Körper. Wir müssen lernen, mit diesem Körper umzugehen, mit Disziplin und Liebe!

Erkenne, wer Du bist!

Wir leben in einer sehr bewegten Zeit.

Nicht nur außen ist der Umbruch erkennbar, sondern auch in uns.

Es hat wohl kaum eine Zeit gegeben, in der die eindringlichen Begriffe: *Bewußtsein, Frieden, Liebe* und *Licht* so nahe an die Menschheit herangebracht werden, wie es gerade jetzt zu beobachten ist.

Es ist für uns alle lebensnotwendig etwas zu tun, etwas zu verändern, alte Muster zu lösen, um neue Erkenntnisse einzubringen. Der Mensch ist eine schwerfällige Masse, die leider erst dann wach wird, wenn er die eigene Existenz gefährdet sieht. Wenn er krank wird, geht er zum Arzt, nimmt Pillen. Nützen diese nichts und seine Krankheit verschlimmert sich, sucht er einen neuen Ausweg – ein neues Schlupfloch, in dem er sich und seine Sucht verstecken kann!

Erst wenn der Druck am stärksten wird, wenn er nicht mehr kann, richtet sich sein Blick zu einer übergeordneten Stelle und er klopft an jene Tür, die er immer umgehen wollte. Der Druck in und um uns herum ist sehr belastend geworden. Für alles Leben auf dieser Erde und für die Mutter Erde selbst. Was können wir tun?

Der Mensch besitzt einen physischen Anteil, einen Erbanteil, und einen weitaus größeren geistigen Anteil, dessen er sich meist nicht bewußt ist. Es ist aber seine Lebensaufgabe, diese drei Anteile miteinander harmonisch zu verbinden, um sich seines wahren Seins bewußt zu werden. Dies sollte nicht irgend wann in fernen Zeiten geschehen, sondern jetzt: indem wir jede Gelegenheit nutzen, um Erfahrungen zu sammeln, die uns sagen, was weiter zu tun oder zu lassen ist.

Auf der physischen Ebene unterliegen wir physikalischen, also irdischen Gesetzen. Doch dürfen wir die geistigen Aspekte in uns nicht unterschätzen, denn sie fordern uns auf, geistige Gesetze zu beachten und einzuhalten. Wir können uns an diese nicht herumschwindeln! Die Entscheidung, mit der Energie unseres Lebens richtig umzugehen, liegt bei uns.

Wir tragen Gefühle in uns, Emotionen und Aggressionen, und diese fließen in unsere Gedankengänge! Aber wie …? Wir kennen es alle zur Genüge, besonders die Autofahrer: man fährt schön gleichmäßig und es kommt jemand vorbeigerauscht und schneidet unsere Spur. Schon spürt man das Kribbeln im Bauch und den Druck, der nach oben drängt, der wie ein kleiner Vulkan explodieren kann.

Was tun?

Ruhe und Gelassenheit sind hohe Ziele, die es gilt zu lernen. »Übe, sie zu entwickeln, laß die Hektik des Alltags nicht länger in Dein Bewußtsein eindringen. Lerne, das zu denken, zu fühlen, zu handeln und nur das zu sein, was Du für Dich für erstrebenswert hältst!«

Deine Gedankenkraft ist eine von Dir gesteuerte Energiesubstanz. Du gestaltest sie, indem Du Dir etwas vorstellst! Du belebst sie, indem Du hineinfühlst und es füllst!

Du bist für all das, was in Dir vorgeht, verantwortlich, denn Du bist das ausführende Organ. Du handelst!

Wenn Du lernen kannst, Deine Gefühle in ein Gleichmaß zu bringen, wird dies bereits ein großer Schritt nach vorn sein. Wenn Du lernen kannst, das zu denken, was Du möchtest, so hast Du bereits eine Brücke überquert. Wenn Du Dir vorstellen kannst, was für Dich gut ist, zum Beispiel Gesundheit, Freude, Zufriedenheit, dann hast Du bereits einen Berg bestiegen, von dem die Aussicht eine ganz andere sein wird, als Du sie bisher kennengelernt hast. Du bist als Mensch ein wunderbares Wesen, denn Du trägst alle Möglichkeiten in Dir! *Alles*, was Du für Deinen Lebensweg benötigst, ruht in Dir! Oft liegt die Erkenntnis hierfür noch hinter verschlossenen Türen und es ist schwer, an die eigenen Schätze heranzukommen, aber mit viel Geduld, Ausdauer und Hingabe erreichst Du sie. Mit sehr viel Liebe, die Du erlernen kannst, kannst Du Deine Wegstrecke meistern!

Es sind nicht die anderen, die Dich ins Stolpern bringen, Du bist es selber, weil Du noch nicht gelernt hast, mit Dir richtig umzugehen. Vielleicht, weil Du Dir gegenüber noch zu hart und ungestüm bist, Dir Forderungen und Ziele stellst, die Du noch nicht erreichen kannst; weil Dein geistiges Grundfundament noch nicht stabil genug ist; weil Du noch nicht gelernt hast, alte Muster, Gedanken und Verhaltensformen zu lösen, loszulassen!

Jeder Augenblick Deines Lebens bietet sich an, es besser zu machen. Leg Dein Wenn und Aber ab und beginne mit der Suche nach Deinem wahren Wesen, welches stark, schön, lichterfüllt und voller Zärtlichkeit ist!

11

Du möchtest einen gesunden Körper? Dann stell Dir vor, wie Du gesund bist! Nicht irgendwann, sondern *jetzt*.

Fühle, wie die belebende Kraft Deines bewußten Atems Deinen Körper durchströmt! Wie jede Zelle Deines Körpers die gedankliche Information *»Ich bin gesund«* auffängt und sich danach ausrichtet! Du lenkst Deine eigene Energie und sie wirkt entsprechend Deiner Anweisung!

Willst Du Frieden in Deiner Welt, so beginne bei Dir! Du trägst die wundervollsten aller Gaben in Dir, die schöpferischen Kräfte, aber Du mußt lernen, damit umzugehen. In Dir reift eine Idee und nach einiger Zeit trägt der Gedankengang Früchte, denn die Klarheit Deiner Gedanken und Gefühle sind Deine Taten!

Erkenne, wer Du bist, erkenne was Du bist, sag ja zum Leben, sag ja zu dem, was Du als Gott, als Schöpferkraft, als göttlichen Vater oder göttliche Mutter begreifen kannst. Beginnt sich Dein Bewußtsein mehr und mehr dem Licht dessen zu öffnen, was Du als göttliche Ur-Kraft bezeichnest, dann beginnt sich Dein Leben neu zu ordnen! Deine Zellinformation beginnt dem Plan nach zu arbeiten, und Du kannst die Schönheiten des Lebens verstehen, erkennen und begreifen!

Fühle die Kraft in Dir, Deinen Herzschlag. Es ist die schöpferische Offenbahrung Deiner Gott-Gegenwart, es ist Deine Energie, also Dein Licht! Jedes Luftmolekühl, jedes Atom ist durchdrungen von der Gegenwart des Ur-Ewigen! Lerne Deine Wege zu gehen, Wege des Lichtes und der Liebe, damit Dein Körper heil sein kann! Denn auch Du bist das Licht der Welt. Die Welt braucht Dich, braucht Deine heilenden, segnenden Gedanken. Du hast die Freiheit, Dich unbegrenzt in der Ausführung Deiner göttlichen Kräfte, frei von Zeit und Raum zu fühlen!

In uralten Zeiten wurde in eingeweihten Kreisen der Körper als Tempel des Lichtes bezeichnet. Es wurde alles getan, um das Licht strahlend zu erhalten, denn den großen Weisen war das Geheimnis ewiger Jugend bekannt. Sie wußten um das Lichtpotential, welches als lebendiges, geistiges Urelement in jeder lebenden Zelle vorhanden ist. Sie kannten das Gesetz der Beschleunigung der Masse, allein durch die Kraft des Geistes, und sie wußten um die geheimen Kräfte der Natur, der Sonne, des Mondes, des Wassers, der Pflanzen und Minerale.

In der heutigen Zeit, in der alles vom rationalen Denken beherrscht wird, werden diese Weisheiten belächelt. Doch sie begegnen uns in verschleierter Form in alten Sagen, Märchen und Mythen.

Der Tempel des Lichtes, der Körper, wurde als große Leihgabe betrachtet, als Haus für die Seele. Der verkörperte Geist, die Seele, war sich der Verantwortung bewußt und pflegte seine Hülle in entsprechender Weise!

12

Dreijährige nahmen bereits an Körperschulungen teil und fast spielerisch übernahmen sie die damals bewußt eingesetzten Möglichkeiten, mit den schöpferischen Elementen umzugehen. Mit der Kraft des Geistes formten sie einen Plan, und der physische Körper folgte diesem Konzept. Unter ständiger Obhut und Belehrung eines Meisters, eines Weisen, wurden die Fähigkeiten, die Materie in vollkommener Harmonie zu verwalten, immer wieder aufs neue geprüft. Die schöpferischen Kräfte, die sich durch den Körper zum Ausdruck bringen, konnten sich so verwirklichen.

Wie können wir uns dieses Wissen wieder verstärkt zueigen machen? Durch die Beachtung der Lebensgesetze können wir in uns wieder eine heile Welt erschaffen, und da unser Körper den gleichen Gesetzmäßigkeiten unterliegt, wird auch er heil werden. So trägt jedes Organ, jeder Muskel, jeder Nerv, jeder Knochen, ja jede Körperzelle eine eigene Aufgabe in sich.

Verdeutlichen wir uns die Wirkungsweise am Beispiel des Auges: Es wirkt nach innen und außen gleichzeitig. Wir nehmen mit seiner Hilfe äußere Bilder in uns auf – und durch diesen Ausblick erhalten wir einen Einblick in das, was hinter der Materie steckt! Die geistige Entwicklung läßt das Auge wieder hellsichtig werden. Wir sehen, daß das, was in längst vergangenen Zeiten richtig war, in der Gegenwart genauso gültig ist und es in der Zukunft auch bleiben wird.

Lerne die Geheimnisse Deines Wesens wieder entdecken und werde zum Lenker Deiner Gefühle, deiner Gedanken, deiner Handlungen und deiner Vorstellungen, denn nur wenn Du Dich änderst, verändert sich die Welt. Sei wie der Wagenlenker von Delphi, der seinen Wagen und die vier Pferde (die Elemente) mit Liebe führt.

Helfer auf diesem Weg kann uns unsere Sprache sein. Durch gezieltes Hinhören können wir detaillierte Botschaften erhalten. Durch die Art und Weise, wie ein Mensch sich ausdrückt, welche Worte er verwendet, erzählt er dem aufmerksamen Beobachter und Zuhörer seine ganze Körpergeschichte. Wir dürfen nur nicht in den Fehler verfallen, alles, was uns auf diese Art und Weise verdeutlicht wird, gleich zu *be-* oder, noch schlimmer, zu *ver*urteilen. Keiner von uns hat das Recht, einen anderen zu verurteilen, wir sollen vielmehr lernen zu erkennnen: den anderen, aber in erster Linie uns selber! Heute pflegen wir in einer traditionsgebundenen Gesellschaft ein Gedankengut, welches oftmals wie in einer Einbahnstraße steckengeblieben ist. Jeder Versuch, aus dieser Einbahnstraße eine Durchgangsstraße zu machen, scheitert allzu oft an unserem festgefahrenen Denken: Gedankenmuster, die sich über Jahre und Jahrhunderte geprägt haben. Nur langsam und zögernd beginnen sich Dimensionen zu öffnen, durch die sich das Bewußtsein neu orientiert. Der Mut, sich als Laie mit seinem Körper zu beschäftigen, nimmt, Gott sei Dank, wieder zu. Denn wem würde das Recht, sich mit seinem eigenen Körper auseinanderzusetzen und über ihn zu entscheiden mehr zustehen, als dem Patienten selber? Doch hierzu gehört Mut und Selbstverantwortung, die uns immer wieder von anmaßenden Personenkreisen und Institutionen abgesprochen wurden!

Über ein Urlaubsziel informiert sich ein Mensch eingehendst, handelt es sich aber um seinen Körper, so entzieht er sich dieser Erkundung und überläßt es nur allzu gern den Ärzten und dem lieben Gott, die Richtung und das Ziel festzulegen. So glaubt man sich der Eigenverantwortung entziehen zu können. Doch dies ist ein gewaltiger Irrtum!

Der Mensch ist noch nicht gewillt, einen Zusammenhang zwischen seiner Krankheit und seinem Fehlverhalten zu erkennen. Für jeden Fehler, der bei uns auftaucht, wird irgend etwas, irgendwer oder irgendein Umstand – auf alle Fälle außerhalb von uns – verantwortlich gemacht. Nur der Mut zur Ehrlichkeit, die Fähigkeit, Mißstimmungen unseres Körpers als Reaktion unseres eigenen Denkens zu interpretieren, werden uns unserem Heil-Sein näher bringen.

»Nur Du selber, nicht irgend etwas anderes ist an Deiner Krankheit schuld.« Dies mag hart klingen, aber ohne diese Einsicht wird es keinen Fortschritt in der Gesundung geben! Es wäre wünschenswert, wenn eines Tages der Arzt, der Patient und der »Liebe Gott« miteinander den Körper behandeln würden. Aus und in dieser Übereinstimmung könnten sich die besten Heilmittel ergeben. Der Mut zu entscheiden und zu handeln liegt in jedem einzelnen. Man könnte diesen Weg auch als Reise zum Ich bezeichnen, denn unser Körper ist das wichtigste Ausdrucksmittel, die größte Hilfsbrücke, die uns die Natur anbieten kann. Durch ihn können wir handeln und uns nach außen mitteilen. Doch wie behandeln wir ihn? Wie sehr vernachlässigen wir ihn? So ist es manchmal zum Aus-der-Haut-Fahren, wenn er nicht so reagiert, wie wir es erwarten. Es wäre jedoch viel besser, unseren Körper als Partner zu betrachten und nicht als notwendiges Übel.

Von einem Partner wünscht man sich Zärtlichkeit, Geborgenheit, Zuwendung, Aufmerksamkeit, Achtung, Liebe und so manches mehr! Man möchte verwöhnt werden. Das alles sollten wir auch unserem Körper schenken. Nicht im Sinne von Eitelkeit, sondern im Sinne von Achtung statt Be-achtung. Wir sollten lernen, ihn als Lebensausdruck schöpferischer Kräfte wahrzunehmen und ihn anzuerkennen.

Der Körper lernt sehr schnell, denn der gesamte Zellverband ist durch ein intelligentes Kommunikationsnetz miteinander verbunden. Solange wir nicht lernen, den Körper als Ganzes, als gut funktionierendes Werkzeug zu benutzen, solange werden wir von Fehlfunktionen beeinträchtigt!

Der wichtigste Schritt, um die Sprache des Körpers zu verstehen, ist die Ehrlichkeit. Es ist ein harter Lernprozeß, sich seine eigenen Schwächen einzugestehen und den so erkannten Tatsachen ins Auge zu sehen. Wir unterliegen der Selbsttäuschung. Und nur der einzelne kann (muß) lernen, damit umzugehen. Das Wort »lernen« läßt sich daher nicht in irgendeine Ecke unseres Lebens abschieben, es begleitet uns täglich, unser ganzes Leben lang.

Aber gerade das ständige Dazulernen bedeutet für den einzelnen oft die größte Schwierigkeit, denn allzuleicht fällt man wieder in das alte Gedankenmuster zurück. Dann bewahrheitet sich das alte Sprichwort: »Wer nicht hören will, muß fühlen«.

Wir lernen vom ersten Atemzug an, was uns die physische Welt mitteilt und wir sind bereits vom Augenblick der Zeugung an lernfähig! Durch die Eltern werden wir in einer ihnen entsprechenden Vorstellung erzogen. Kindergarten, Schule und Umwelt tragen dann noch das ihre dazu bei. Regelungen rein menschlicher Art, Spielregeln, die uns die Erziehung lehrt, müssen beachtet werden. Tritt dann der Zeitpunkt für die eigene Verantwortung ein, beginnen oft Unsicherheit und Ängste den Alltag zu erfüllen, denn die Gesetze, die wir physisch beachten müssen, sind nur ein kleiner Teil unseres Daseins. Hätten wir bereits im Elternhaus oder in der Schule von Lebensgesetzen, von geistigen Gesetzmäßigkeiten erfahren, so wäre das Leben für viele einfacher verlaufen.

Wir hätten damit unseren Körper, uns selbst, das Leben und den Lebenssinn schneller und besser verstehen lernen können. Leider wird nicht der Sinn des Lebens gelehrt, sondern der Unsinn der Vergangenheit.

So hieß es lange Zeit und zum Teil auch noch heute: »Haltung bewahren«. Durch diesen Zustand sind die meisten Menschen haltlos geworden, geistig wie körperlich. Das Resultat ist dementsprechend: Kinder zwischen dem fünften und achten Lebensjahr zeigen bereits erschreckende Haltungsschäden, die durch sogenannten Streß noch verstärkt werden. In vielen asiatischen Ländern ist es üblich, während des Unterrichts oder der Arbeitszeit immer wieder Pausen einzulegen, um Bewegungsübungen zur Entspannung der Wirbelsäule und Tiefenatmung miteinzubringen, weil man weiß, daß dadurch die Konzentrationsfähigkeit wieder gefördert wird. Atem und Bewegung sind wichtige Bestandteile unseres Lebens.

Betrachten wir den Gang eines Menschen, so vergleichen wir diesen gern mit dem der Tiere: er stolziert wie ein Pfau, wie der Storch; sie hat einen Gang wie ein Nilpferd, oder läuft wie ein aufgescheuchtes Huhn durch die Gegend; oder bewegt sich wie ein Elefant im Porzellanladen. Sehr schnell fällt uns fast immer die entsprechende Tierart ein. Aber wie der Gang oder die Haltung auch sein mag, es ist die innerste Verhaltensweise des Menschen, die sich so nach außen offenbart. Die wahre Haltung wird sichtbar!

Was wir sehen, beurteilen und werten wir, obwohl es uns nicht zusteht, denn was wir zu sehen bekommen, ist eine mehr oder weniger starke Persönlichkeit. Diese versucht mit Nachdruck, alles in Bewegung zu setzen, zum Ausdruck zu bringen, was noch nicht durch geistiges Verstehen und Erkennen umgesetzt wurde. Viele Menschen reden dadurch mit Händen und Füßen. Dabei wird sehr viel Energie aufgewendet und verschleudert, und dies kann sich als Erschöpfung niederschlagen! Doch wie sieht unsere Aufgabe aus? Was ist zu tun? Es gilt, Geist und Materie bewußt miteinander zu verbinden, Yin und Yang wieder in ein harmonisches Verhältnis zu bringen; Yin ist die Natur, der Körper, von Mutter Erde gegeben. Denn alle Bausteine des Lebens, der Erde sind im Körper zu finden. Yang ist die Schöpferkraft, die Kraft des Geistes, das Göttliche in uns.

Diese Verbindung zu erkennen, zu bejahen, einzugehen und zu verwirklichen, ist ein Weg der Selbstverwirklichung. Es heißt nicht von ungefähr: Selbsterkenntnis ist der erste Schritt zur Besserung!

Erkenntnisse lassen Dich wachsen: Überwinde die Trägheit der Masse und erkenne Dein göttliches Erbe, denn nur durch Dich kann sich die göttliche Vibration manifestieren. Nur in dem Maße, wie Du es zuläßt, kann es sich durch Deinen Körper zum Ausdruck bringen!

Es ist nie zu spät, diesen Weg der Selbsterkenntnis zu gehen. Denn jeder neue Tag, jede neue Stunde und jeder neue Augenblick schenken Dir eine neue Chance, eine neue Möglichkeit zu lernen, wie Du es besser machen kannst!

Unser Körper ist ein kleines Universum, dessen Organe wir mit den Planeten des Sonnensystems vergleichen können. So wie die gesamte Schöpfung ist auch unser Körper ein Klang-Körper. Alles klingt und schwingt nach geistigen Gesetzmäßigkeiten, die, wenn sie übertreten werden, disharmonische Resonanzen hervorrufen. Somit können wir von einer Sprache des Körpers, der Organe, sprechen, denn sie arbeiten nach ihrem Grundplan, der eine absolute Ordnung in sich trägt.

Das Chaos, die Krankheit, entsteht erst, wenn gegen diesen Grundplan verstoßen wird. So beginnen sich bereits lange Zeit vor einer Zeugung mentale und gefühlsmäßige Muster zu entwickeln. Das geistige Muster, das zwei Menschen miteinander verbindet, wirkt während der Zeugung wie ein Signal. Bereits dieses geistige Vorprogramm läßt Verbindungen zu höheren Dimensionen entstehen, die bei der Entwicklung des neuen Lebens eine große Rolle spielen. Hier werden bereits die Grundakkorde für das spätere Leben gesetzt. Die Ursachen und Auswirkungen liegen dadurch nicht direkt hintereinander.

Im Wartezimmer eines Arztes fand ich den Spruch: »Für ein fröhliches Gesicht braucht man 13 Muskeln, für ein miesepetriges 60. – Warum wollen wir uns anstrengen?«

Also, nimm die Signale deines Körpers ernst, denn Deine Seele sendet sanfte Impulse, wenn Du gegen Deine Lebensenergie arbeitest. Reagierst Du darauf nicht, dann beginnt sie, in den Körper stärker hineinzusignalisieren und er sendet Schmerzsignale an Dein Bewußtsein. Ein betroffenes Organ kann sich dann melden. Wenn Du dann noch keine Reaktionen zeigst und dem Körper noch immer nicht sein Recht einräumst, dann kommt es meist zu dem Zustand, den wir als Krankheit bezeichnen – das absolute Übertreten eines eigenen Energiegesetzes. Eine Mißachtung dieser Gesetze bedeutet Disharmonie, Verschattung. Gesundheit ist Licht, Energie; Krankheit ist Schatten, Energieverlust!

Die Weisheit des Lebens, der Natur, hat uns Mittel und Wege eingeräumt, Erkenntnis zu sammeln, Erfahrungen zu machen und eines Tages kommt die große Erleuchtung: »Ich mag mich, ich nehme mich an, so wie ich bin, ich schließe mit mir Frieden, mit meinem Körper gehe ich bewußter um und achte auf seine Signale, ich arbeite an mir, meine Gedanken und Gefühle werden mir bewußter und ich ändere, was mich noch einengt. Ich werde mir meiner Verantwortung bewußt und beginne, meinen Körper als Instrument zu benutzen. Ich fühle mich wohl in meinem Körper, ich fühle mich frei von gedanklichen und gefühlsmäßigen Begrenzungen.

Das Zusammenspiel der Zellen

Wenn Du Deinen Körper wirklich kennenlernen willst, dann begreife zuerst das Zusammenspiel Deiner Zellen. Die Zusammenarbeit des Zellverbandes eines Organs ist phantastisch. Jeder noch so geringe Mißklang teilt sich sofort dem gesamten Körper mit. Die Zellinformation, die wie ein unsichtbarer Austausch stattfindet, kann nach heutigem Wissen mit dem hochmodernsten Computer verglichen werden der mit unendlich vielen Microchips bestückt ist. Jegliches Abweichen vom Ursprünglichen Programm läßt andere eingeschobene Versuchsprogramme zusammenbrechen.

Versuche, die an verschiedenen Biochemischen Instituten durchgeführt wurden, brachten, rein technisch gesehen, bemerkenswerte Ergebnisse zutage, die aber aus der Sicht des Schöpferischen bereits eine Horrorvision sind. Durch Manipulation gelingt es, Gene zu verändern und neu zu züchten. Materieteilchen, Grundmoleküle lassen sich zwar wie Kleinstbauteile zusammenfügen, aber der geistig belebende, beseelende Aspekt, das Lebensprinzip fehlt. Um den Informationsvorgang zu erforschen, hat man Zellstrukturen eines Organs in zwei verschlossene Glasbehälter gegeben, wobei die eine Kultur mit Bakterien infiziert wurde. Die Gläser wurden in einiger Entfernung voneinander aufgestellt. Nach einiger Zeit begann die nicht infizierte Zellkultur die gleichen Merkmale aufzuweisen wie die kranke! So wie sich das Krankheitsbild der Zelle mitteilt, so überträgt sich jeder Gedanken und Gefühlsimpuls, wie ein Schwingungsbarometer, der sich in unserem Energiehaushalt bemerkbar macht.

Zum besseren Verständnis können wir den Zellaufbau mit einem Baum und seinen Jahresringen vergleichen: Der Zellkern trägt die Urprägung in sich. In diesem Bild sind alle Zustände als Lichtschwingungspartikelchen eingelagert, die zugleich Verbindung mit dem Grundstoff der physischen Materie haben. Ätherisches und Physisches Kraftfeld sind immer miteinander verbunden, denn ohne den geistigen Grundplan kann sich keine Materie bilden. Geist und Materie fließen zusammen, Yin und Yang. Diese Urprägung können wir als individuellen schöpferischen Lebensimpuls ansehen.

Um diesen Kern schließt sich ein Ring, er trägt den Schöpfungsmythos in sich, die Programmierung aller schöpferischen Energiezustände, die zu einer Evolution benötigt werden, wie Frieden, Harmonie, Wissen, Weisheit, Erkenntnis, Vertrauen, Mut, Zuversicht, Liebe usw.

Auf der Entsprechungsebene der geistigen Grundfrequenz dieser Qualitäten sind im physischen Zellkern Schwingungspartikelchen vorhanden, die, wenn man in sich entsprechende Zustände anspricht, zum Schwingen und Klingen beginnen. Augenblicklich wird die so entstandene Information weitergeleitet und eine spürbare Wahrnehmung ist im Körper zu verzeichnen. Es ist eine Fülle all dessen, was als göttliche Fülle bezeichnet wird. Den Umgang damit müssen wir wieder erlernen.

Ein weiterer Ring umschließt den Kern und umfängt das reine Licht, das Energiepotential. Hier beginnen die Eindrücke zu wirken, die auf der Entdeckungsreise durch die Materie gemacht wurden. Die Erfahrungen, die der Mensch durch die Entstehung und Entwicklung der Erde und durch das Durchlaufen seiner verschiedenen Evolutionsstadien gemacht hat, sind hier eingraviert. Der Anfang, der Eintritt der geistigen Natur in die Materie ist ebenso gespeichert wie die Geschichte des jetzigen Lebens. Jede positive und negative Erfahrung legt sich dabei wie ein Mantel um die Seele.

Ein weiterer Ring umschließt diese Muster. Er beinhaltet den Grundplan für das betreffende Organ, seine Tätigkeit und Funktion. Dieser Plan zieht sich strahlenförmig bis zum äußersten Rand der Zelle.

Ein neuer Ring zeigt das Erbe der Eltern, und der letzte Ring besteht wie ein alles umschließender Mantel aus dem, was im embryonalen Zustand, also in der Entwicklungsphase des neu entstehenden Lebens, von außen, über die Mutter, auf das neu entstehende Leben einstürmt. Für die heutige medizinische Ausrichtung wäre es sehr unterstützend, dies zu beachten, denn die Prägung des pränatalen Zustandes hat starke Auswirkungen aufs spätere Leben! Alles, was nicht dem zentralen Frequenzbereich des Zellkerns entspricht, führt zu Disharmonie, zu Störungen, die sich letztlich als Krankheit darstellen.

Beginnen wir aber mit den in uns vorhandenen Kräften zu arbeiten, dann beginnen sich die im Zellkern eingelagerten Lichtenergiepartikelchen zu bewegen, zu arbeiten, zu schwingen, zu klingen und zu strahlen, gemäß ihrem Grundplan! Diese Energien werden als Selbstheilungskräfte bezeichnet und *jeder* trägt sie in sich!

Deshalb sollte jeder diesen Schritt der Selbsterkundung tun und sich beizeiten darüber Gedanken machen, was ihm sein Körper zu sagen hat.

Beginne den Weg der Wandlung im Hier und Jetzt, denn der Augenblick der Erkenntnis sollte zugleich der Beginn der Veränderung sein. Solange Du Dich selber zurückhältst im »*Morgen fange ich an*« kannst Du keinen Erfolg haben! Erfolg heißt: Vertraue und folge Deinem innersten Plan, dem Deiner Zellen! In ihnen klingt eine Vollkommenheitsmelodie, die sie in Deinen Körper weiterleiten möchten. Alles ist bereit, bist Du es auch?

Es gibt viele Möglichkeiten, die zum Ziel führen. Um Dir Umwege zu ersparen, zeige ich sieben Schritte, die Dir helfen und Dich zur Gesundheit führen werden.

Sieben Schritte zur Gesundheit

Erster Schritt: *Entspanne Deinen Körper*

Entspanne Deinen Körper, Deine Organe, Deine Muskeln, Deine Nerven, laß Deinen Atem ruhig und bedächtig ein- und ausströmen, entlaste Deinen Körper, laß ihn ohne Anspannung, laß los und erfühle Dich.

Spüre den Zustand Deines Körpers und erfühle, wo noch Anspannung oder Verspannung vorhanden ist und laß los.

Fühle nur Deinen Körper, er ist entspannt und gelöst.

Bejahe: *Ich bin entspannt*

Zweiter Schritt: *Entspanne Deine Gedanken und Gefühle*

Atme ruhig und gleichmäßig, laß den Alltag an Dir vorüberziehen. Bilder beginnen sich wie auf einem inneren Bildschirm zu formen, Tagesgeschehen, Szenen, Farben beginnen zu wandeln. Der Alltag zieht vorüber, immer gelassener kannst Du dem Geschehen zusehen, bis Du Dich unbeteiligt fühlst, die aufsteigenden Bilder berühren Dich nicht mehr. Ebenso steigen beim Betrachten der Geschehnisse die damit verbundenen Gefühle auf. Laß auch sie vorüberziehen, angenehme sowie unangenehme Gefühlswogen rauschen vorbei, laß sie vorüberziehen wie Wolken im Wind, schenke ihnen keinerlei Aufmerksamkeit mehr. Gedanken und Gefühle werden nicht mehr bewertet ... nichts berührt Dich, nichts stört Dich. Sei gelassen, unbeteiligt, erfühle Dich wieder ohne Spannung, ohne Einengung, ohne gedankliche oder gefühlsmäßige Begrenzung.

Bejahe: *Ich fühle mich frei*

Dritter Schritt: *Atme bewußt*

Der Atem fließt langsam, ruhig und gleichmäßig ein und aus, wie ein versorgender Energiestrom durchzieht er den Körper, wenn Dein Atem bewußt von Dir aufgenommen wird. Im Bewußten erlebst Du die Energie, die durch den Atem den Körper erfüllt. In dem Maße, wie du ihn strömen läßt, kann er sich wie eine Woge, eine Energiewelle, im Körperraum ausbreiten.

Atme hinein in Deinen Körper, atme und stell Dir vor, wie bei jedem Einatmen eine versorgende Kraft wie eine weiße Woge in Dich einströmt, wie sich diese weiße Woge im Körper ausdehnt und wie beim Ausatmen alles, was Dich schwach erscheinen läßt, aus Deinem Körper strömt.

Atme hinein in jedes Organ, in jedes Körperteil, in Deine Füße, in jede Zelle und fühle, wie Ruhe, Ausgeglichenheit, Wärme und Kraft zugleich Deinen Körper erfüllen ...

Bejahe: *Ich fühle die Aufladung durch die Kraft des Atems, mein Körper ist entspannt, meine Gedanken und Gefühle sind gelöst, mein Atem trägt Ruhe und Ordnung in mein Dasein.*

Vierter Schritt: *Nimm Dich so an, wie Du bist*

»Liebe Deinen Nächsten wie dich selbst!« Liebe Deinen Körper, Deine Gestalt. Deine Wesensart ... Deine Dir momentan entsprechende Ausdrucksform! Nimm sie an, nimm Dich an. Um diesen Körper lieben zu können, mußt Du ihn annehmen können, geh sanft und liebevoll mit ihm um wie mit einem Partner, denn Dein Körper ist Dein wichtigster Partner. Halte Ordnung in ihm, pflege ihn, behüte und liebe ihn. Denn nur durch

Deinen Körper kannst Du Dich in Deiner Welt zum Ausdruck bringen, darum ist er wichtig. Du trägst die Verantwortung für das Instrument, damit sich die Kraft Deines wahren Wesens offenbaren kann. Körper und Geist sind eine Einheit.

Bejahe: *Ich danke für meinen Körper, durch den sich die Liebe zum Ausdruck bringen kann, Liebe zum Leben, zum Partner, zum Kind, zum Tier, zur Pflanze, zur Natur, zu Mutter Erde, zu allem Leben.*

Fünfter Schritt: *Harmonisiere durch die Kraft Deines Atems und Deiner Liebe Deinen Körper.*

Atem und Liebe durchströmen Deinen Körper in der Art und Weise wie Du sie gestaltest, bewußtes Atmen, Entspannen, Geschehenlassen und annehmen ... Die belebende Kraft Deines Atems erreicht so jede Zelle Deines Körpers, die heilende Kraft der Liebe trägt Gesundheit in jede Zelle hinein, denn Liebe ist die Energie, die dem Urzustand entspricht und jegliche Materie bindet ... Liebe ist Licht, ist Energie.

Licht durchdringt alle Schatten, reinigt und behebt alle Unebenheiten.

Diese Liebe ist eine übergeordnete Kraft, die aus dem Zentrum Deines wahren Wesens kommt. Fühle Harmonie und Stärkung, die Dir innewohnende und wirkende Kraft ...

Bejahe: *Ich bin heil – ICH BIN.*

Sechster Schritt: *Denke und fühle positiv*

Denke und fühle das, was für Dich gut ist, wichtig ist, erhebend ist, halte Deine Gedanken und Gefühle aufrecht, in und auf die Schönheit gerichtet, auf das Licht gerichtet, auf die Sonne gerichtet. Lenke Deine Gedanken und Gefühle, denn Du trägst die Verantwortung für Dich! Du bewertest die schöpferische Lebenskraft, die Dich erfüllt, und läßt sie mit Deiner Wertung in Deine Umwelt hineinfluten. Sei wachsam und lerne zu denken: »*Ich bin*«, lerne zu fühlen: »Ich bin heil«. Lenke Deine Aufmerksamkeit auf die geistige Qualität, die sich als Zustand einstellen soll.

Bejahe: *Ich bin ein gesunder, liebenswerter, liebevoller und schöner Mensch. Für diese Erkenntnis danke ich.*

Siebter Schritt: *Identifiziere Dich mit dem Licht, mit der Liebe, mit der Schöpferkraft, mit der Quelle.*

Identifiziere Dich mit der Quelle, die alles in sich trägt, gelange zum Einklang mit Dir selbst, dann kommst Du zur Quelle, zum Vaterhaus und erkennst die Einheit.

Werde eins, damit Du es in Dir erleben und nachvollziehen kannst: Ich und der Vater sind eins; ich bin ein Kind des Lichtes; ich bin ein Kind des urewigen Einen, seine Weisheit, seine Kraft, seine Liebe, seine Gegenwart wirken in mir und durch mich, wo immer ich bin.

Es ist die Kraft, die alles Leben durchströmt, die viele Namen bekommen hat und dennoch namenlos ist, die sich aber durch die Materie offenbart, so auch durch mich, in dem Maße, wie ich es geschehen lasse.

Allein die Übung eines Schrittes bewirkt bereits eine Veränderung im Gesundheitszustand des Menschen.

Unterstützend solltest Du Dich zu diesen geistigen Übungen mit Deinen Händen behandeln. Sage Dir dazu: »Meine Hände sind meine besten ausführenden Werkzeuge, durch sie fließt meine ganze Lebensenergie.«

Richte Deine Gedanken, Deine Gefühle und Deine Vorstellungskraft auf die heilende Gegenwart des Lichtes und denke: »Ich bin gesund und frei von jeglichem Schmerz. Ich vertraue der göttlichen Gegenwart des Lebens.« Dadurch beginnt sich der Heilungsprozeß zu aktivieren.

Der Weg zur vollkommenen Gesundheit, zum Heil-Sein war schon bei den Göttern der Griechen ein Weg der Arbeit. Und auch heute können wir diese Mühe nicht durch Pillen ersetzen. Die alten Mysterien gelten weiterhin: Zum Beispiel das des Heilgottes Asklepios, der mit seinen Töchtern Hygieia (= Hygiene), Panakeia (die alles Kurierende) und Iaso (die Heilende) über die Erde ging. Sie wirkten, indem sie den Kranken im Traum sagten, was sie zu tun hätten: sich zu entdecken, sich zu erkennen, zu lieben und zu leben ...

Die Organe
und was sie uns sagen

Die Arme (Hände, Ellenbogen)

Unsere Arme befähigen uns, etwas festzuhalten, zu arbeiten und zu handeln. Sie hängen im Schultergelenk und werden wie verlängerte Werkzeuge eingesetzt. Oberarm, Unterarm und Hand sind jeweils durch ein Gelenk miteinander verbunden!

Durch das Handgelenk wird die Hand, die uns befähigt, sichtbare Handlungen zu vollziehen, beweglich.

Übergibt man jemandem volle Handlungsfreiheit, so wirkt er wie die rechte Hand oder der verlängerte Arm. Wenn aber die Rechte nicht weiß, was die Linke tut, dann wird es kritisch.

Der Arm entspricht einem verlängerten Werkzeug. Bekommen wir den Arm nicht mehr hoch, dann ist es höchst Zeit, aktiver zu werden; Einlagerungen kristalliner Art, Verhärtungen, beginnen schmerzhaft die Bewegungsfähigkeit einzuschränken.

Im fortgeschrittenen Stadium nennt man diese Verhärtung Arthrose, eine verhärtete Situation, die durch die gedankliche und gefühlsmäße Erstarrung entsteht. Es sind Schranken, die wir uns selber erstellt haben. Sind wir in der Lage, den Irrtum aufzudecken, stellt sich die Besserung ein!

Der Ellbogen ist unsere Stütze, denn er ist in der Lage, Dynamik in unser Leben zu bringen, die über die Hände und den gesamten Menschen zum Ausdruck gebracht werden kann. Wird er allerdings dazu verwendet, diese entstehende Dynamik zum Mißbrauch der Lebenskraft zu benutzen, dann beginnen die Ellbogen zu verhornen. Es entsteht eine Ablagerung kristalliner Substanzen, die sich auf den äußeren sichtbaren Hautbereich verlagert. Man bezeichnet Menschen, die, um die eigenen Ziele zu erreichen, sich rücksichtslos durchboxen, ohne Rücksicht auf Verluste – als Ellenbogenmenschen.

Die Hände sind etwas Besonderes: Sie können die Zärtlichkeit vermitteln, die wir für jemanden empfinden. Sie können aber auch Gewalt zum Ausdruck bringen und zerstören. Sie sind zum Begreifen da. Wir betasten, um zu begreifen! Wenn eine Begegnung zwischen Menschen stattfindet, reicht man sich die Hände. Dieses Händereichen sollte intensiver gepflegt werden, um die Hand des anderen zu erspüren, zu erfühlen, zu begreifen, um ihn zu erkennen. Damit käme diesem Ritual wieder der ursprüngliche Sinn zu.

Viele esoterische Gruppen achten besonders darauf, die Hände in ihrem Zusammenwirken zu betrachten. Die rechte Hand wird als die gebende oder segnende dargestellt, die linke Hand als empfangende, aufnehmende!

Die linke Gehirnhälfte entspricht der rechten Hand; sie stellt das Bewußte dar. Die rechte Gehirnhälfte entspricht der linken Hand und verkörpert das Intuitive. Dabei tritt die Frage auf: Wie ist es beim Linkshänder? Wir sind eine ganzheitliche Wesenheit mit einem komplizierten Denkapparat und sollten es uns nicht noch schwieriger machen.

Also: Lerne, das Gesamte zu sehen und verbinde rechts und links zu einer bewußten Handlung!

Laß Deine Hände zum Werkzeug der Liebe werden, damit sie dem Plan folgen, der ihnen eigen ist: heilen, lindern, trösten. Laß Deine Handlung zum Segen werden, damit Du es erleben kannst: Begreifen, Erkennen, Sein!

Gerade die Hände sind es, die dem neuen Leben entgegengestreckt werden, um es in Empfang zu nehmen bei der Geburt. So sollten die Hände auch trösten, wenn dieser Plan wieder verlassen wird, wenn das Leben zuende geht. Sie sollten immer bereit sein zu helfen.

Betrachten wir einige Sprichwörter: *Ich bin seine rechte Hand. Ich werde Dich auf Händen tragen. Vertrauensvoll lege ich mein Leben in Deine Hände. Der Arm des Gesetzes. Seine schnelle Rechte.*

Ich erkenne: *Meine Arme sind meine ausführenden und dienenden Werkzeuge. Meine Hände sind ebenfalls Werkzeuge. Durch sie fließt göttlicher Segen.*

sind meine Werkzeuge. Sie geben mir die Möglichkeit, das auszuführen, was sich in mir als geistige Idee zu einer Form gestaltet. Durch
sie kann ich tätig werden, mich festhalten und anderen Halt geben.
Meine Arme gliedern sich in drei Ebenen auf: Oberarm, Unterarm,
Hand. Das Schultergelenk und der Oberarmbereich entsprechen der
gedanklichen Situation, dem Mentalen. Das Ellenbogengelenk bzw.
der Unterarm entspricht der Gefühlssituation, dem Emotionalen. Das
Handgelenk, die Hand, entspricht der Handlung, der Tat.

Frage Dich:
Wo liegen meine Schwierigkeiten?
Was kann ich an meiner Einstellung verbessern?
Was kann ich an meinem Verhalten verändern?

Ich sage ja zu mir:
Mit offenen Armen nehme ich das Leben an.
Mit offenen Armen halte ich Dich, ohne Dich zu binden.
Mit weit geöffneten Armen erwarte ich Dich.

Die geistigen Entsprechungen:
+ Werkzeuge und ausführende Organe
+ Anderen Halt und Schutz geben
+ Umarmen ohne festzuhalten
− Schwierigkeiten, sich dem anderen mitzuteilen
− Begrenzung und Abgrenzung
− Isolierung
− Verhärtung
− Verbitterung
− Enttäuschung

Was Du für Dich tun kannst:
* bei Schwierigkeiten in den Armen: Wechselbäder
* Einreiben mit Johanniskrautöl

setzen meine Ideen in die Tat um. Durch meine Daumen und Finger drückt sich mein innerer Zustand aus.

Frage Dich:
Wo liegen meine Schwierigkeiten?
Was kann ich an meiner Einstellung verbessern?
Was kann ich an meinem Verhalten verändern?

Ich sage ja zu mir:
Durch meine Hände fließt die dynamische Kraft meiner Gedanken und Gefühle! Meine Lebensenergie strömt durch meine Hände und erfüllt alles, was ich berühre! Meine Hände sind meine wichtigsten Werkzeuge, meine Instrumente, mit denen ich helfen kann! Sie schenken Zärtlichkeit und Liebe, Heilung und all das, was der andere benötigt!

Die geistigen Entsprechungen:
+ Handlungsfähigkeit
+ Heilen
+ Be-greifen, Be-handeln
+ Teilen, um zu geben
− Begrenzung
− Macht
− Zer-teilen
− Zer-reißen

MEINE ELLENBOGEN

helfen mir, die notwendige Spannkraft und eine dynamische Bewegung zu erzeugen! Sie verleihen mir die Kraft, mich durchzusetzen.

Frage Dich:
Wo liegen meine Schwierigkeiten?
Was kann ich an meiner Einstellung verbessern?
Was kann ich an meinem Verhalten verändern?

Ich sage ja zu mir:
Ich begegne allem Leben mit Freundlichkeit!
Ich begegne allen Menschen mit Freude und gebe von mir das beste!
Ich bin dynamisch und erfolgreich.

Die geistigen Entsprechungen:
+ Spannkraft
+ Stütze
+ Abstützen
− Abgrenzendes und verletzendes Verhalten
− Egoismus
− Verhärtungen

Die Augen

Die Augen wurden seit Menschengedenken als der Spiegel der Seele bezeichnet. Sie sind ein wunderbares Ausdrucksmittel, denn durch sie lassen wir etwas aus uns heraus. Sind wir verliebt, wütend, zornig, sauer, krank oder aufgeregt – der Ausdruck unserer Augen verändert sich. Wir nehmen mit den Augen unsere Umgebung wahr, wir sehen sie und sind dadurch in der Lage, uns den sichtbaren Situationen besser anzupassen. Aus der Irisdiagnostik wissen wir, daß es möglich ist, aus den veränderten Feldern der Iris Seelenzustände beziehungsweise Krankheitssymptome abzulesen. Die Pupille verändert sich je nach Lichtintensität von klein bis groß. Die Farbveränderung der Iris geht einher mit dem Gesundheits- und dem Gefühlszustand. So kann aus einem wässerigen Blaßblau ein klares Blau bis Blaugrau entstehen. Jedoch wird aus einem Grün niemals ein Braun!

Wir sehen oftmals den Wald vor lauter Bäumen nicht; fühlen uns fast wie mit Blindheit geschlagen. Das heißt nichts anderes, als daß wir ein getrübtes Sehvermögen haben. Eine Situation wird nicht klar erkannt. Das Naheliegendste wird übersehen, und die Reaktionen sind dementsprechend. Das Sprichwort, Liebe macht blind, zeigt es sehr deutlich. Im Anfangsstadium des plötzlichen Verliebtseins übersehen wir oft unschöne Dinge oder sehen im Partner das Ideal, das wir so lange gesucht haben. Es entsteht durch den inneren Hochdruck eine Verzerrung des Wahrzunehmenden. Beginnt der Zustand des Verliebtseins nachzulassen, ist man plötzlich schockiert, denn der Blick wird wieder klarer, und man sieht mit Entsetzen die Segelohren oder alles, was sonst noch den Schönheitssinn stört. Das Verliebtsein ist dahin, und man ist wieder ernüchtert. Außer, es ist wirklich eine tiefe Liebe vorhanden, in der man den anderen so nimmt, wie er ist, ohne ihn verändern zu wollen – dann bleibt der Blick geschärft. Die rosarote Brille des Verliebtseins läßt die Dinge des Lebens in diesem Fall noch klar genug erkennen, um richtig reagieren zu können.

Die häufigsten Störungen des Auges sind Kurzsichtigkeit, Weitsichtigkeit, Grauer und Grüner Star (Glaukom). Oftmals heißt es, ich kann schlecht sehen, ich brauche jetzt eine Brille. Man sollte darüber nachdenken, warum sich die Sehkraft verschlechtert. Gibt es etwas, was ich nicht sehen will, was ich übersehen will? Das Alter eines Menschen hat dabei wenig Bedeutung, denn die Entscheidungen – zu sehen oder wegschauen – müssen in allen Altersstufen ständig getroffen werden. Ein Kind neigt erfahrungsgemäß eher dazu, nur das sehen zu wollen, was ihm momentan für die eigenen Belange wichtig erscheint. Ein begrenztes, kurzsichtiges Verhalten. Ein älterer Mensch zieht es oft vor, die »Kleinigkeiten des

Alltags« zu übersehen. Er läßt gern seinen Blick in die Ferne schweifen. Aber diese Weitsichtigkeit ist wiederum begrenzt. Somit treten dann Situationen ein, die die Sehkraft eines Auges trüben, man wird einäugig – besser wäre es, ein*sichtig* zu werden!

Menschen, die sich ständig von ihrer Umgebung angegriffen und verletzt fühlen, ziehen irgendwann ihre Jalousien herunter, machen dicht. Sie sind auch nicht bereit, sich selber unter die Lupe zu nehmen, um schärfer und genauer zu sehen. So kann die heruntergezogene Jalousie bis hin zur Erblindung führen.

Im Zeitalter der Technik geben wir dem Computer die Möglichkeit, das Fehlverhalten in uns zu verstärken, und sagen: »Weil ich am Bildschirm sitze, verschlechtert sich mein Augenlicht.« Diese Programmierung für eine Verschlimmerung ist aber vom Menschen selber erstellt worden.

Jeder Druck, der die Seele berührt – sei es Freude, Schmerz, Kummer oder dergleichen –, möchte sich als Träne nach außen lösen. Wurde dieser Druck immer wieder verdrängt, so kann es irgendwann einmal zu einem erhöhten Innendruck im Auge führen, und wiederum wird der Blick getrübt.

Zur Kompensation für die geschwächte Sehkraft wird eine Brille verordnet. Diese wiederum stört die Eitelkeit: Es wird offensichtlich, daß Probleme mit der Sicht vorhanden sind. Nachdem wir noch nicht gelernt haben, zu uns selber zu stehen, möchten wir wenigstens den Schein nach außen wahren und greifen zu Kontaktlinsen!

Frage Dich einmal selber: Was will ich nicht sehen?

Habe ich Angst, die Dinge so zu sehen, wie sie sind?

Wie siehst Du Deine Welt, Deine Umgebung, Deine Umwelt, … Deine Partner?

Steh zu Deiner Lebenssituation. Um erkennen zu können, muß man hinsehen können, Einsicht nehmen können. Sei ehrlich zu Dir und schau in den Spiegel: »Ich bin ein schöner, liebenswerter Mensch. Ich bejahe mich und mein Leben.«

Wenn das Spiegelbild sagt: »Ich gefalle mir nicht«, dann verändere es. Es liegt an Deiner Betrachtungsweise. Das Augenlicht ist Dir gegeben, um das Licht in Dir und um dich herum wahrnehmen zu können. Denn alles Leben ist Licht!

Eine Übung:

Ich lege meine Hände sanft und liebevoll auf meine geschlossenen Augen. Ich spüre die Wärme meiner Hände. Voller Vertrauen übergebe ich mich der Gegenwart des Lebens, dem Licht der Heilung und der Liebe. Meine Hände sind meine Werkzeuge, durch sie strömt die Heilkraft in meine Augen und Sehnerven. Ich bin mir bewußt: göttliches Licht erfüllt mich mit Heilkraft, macht mich sehend, innen wie außen. Mein inneres Sehvermögen läßt mich meinen geistigen Weg erkennen und hilft mir, alle geistigen und physischen Hilfen zu erkennen...

Betrachten wir einige Sprichwörter: *Tiefgründige Augen. Fenster und Seele. Augen so klar wie ein Bergsee. Da gingen mir die Augen auf. Liebe macht blind. Man traut seinen Augen kaum. Wenn das mal nicht ins Auge geht. Ver-Sehen. Durch-Blick. Sich verschauen. Über-Blick. Er (sie) hat ein Auge auf sie (ihn) geworfen. Der böse Blick. Farbenblind. Der magische Blick. Der traurige Blick. Weit-Sicht. Ein weitsichtiger Mensch. Ein hell-sichtiger Mensch. Ein Augen-Blick. Das Augenlicht.*

Beginnt sich die wahre Einsicht zur Erkenntnis zu wandeln, dann beginnt der Mensch in Verbindung mit der Intuition den Überblick zu bekommen. Er sieht dann hinter die Kulissen und erkennt, begreift und versteht die geistigen Zusammenhänge.

lassen mich sehen und erkennen, sie sind der Spiegel meiner Seele, ich nehme alles um mich herum wahr.

Frage Dich:
Wo liegen meine Schwierigkeiten?
Was will ich nicht sehen, was will ich übersehen?
Was kann ich an meiner Einstellung verbessern?
Was kann ich an meinem Verhalten verändern?

Ich sage ja zu mir:
Mit Zuversicht schaue ich in die Zukunft.
Mit Freude erkenne, bejahe und sehe ich die Schönheit, die mich umgibt. Ich bin einsichtig! Ich bin umsichtig! Meine Sehkraft nimmt zu! Ich danke für mein Augenlicht und für den Augenblick der Gegenwart!

Die geistigen Entsprechungen:
+ Geistige Sehkraft
+ Hellsichtigkeit
+ Inneres Sehvermögen
+ Einsichtigkeit
– Gestörte Wahrnehmungsfähigkeit, uneinsichtiges Verhalten
– Verzerrte Wahrnehmung in inneren und äußeren Angelegenheiten

Was Du für Dich tun kannst:
* Augenübungen zum Stärken der Sehkraft und der Sehnerven
  Durch ein violettes Glas ins Licht sehen, ca. 1 Minute abwechselnd mit dem rechten bzw. linken Auge: 7 mal hintereinander im Wechsel, täglich.
* Augenkompressen (z. B. Augentrost, Käspappel), Augenwasser (z. B. Malachitwasser)
* Vorstellungsübungen (z. B. Licht und Farben: grün/gold/violett)
* Minerale – Steine zum Auflegen oder zum Tragen: Malachit, Amethyst, Lapis, Bergkristall …

Die Bauchspeicheldrüse

Stellvertretend für unser gesamtes Drüsensystem schauen wir uns die Funktion der Bauchspeicheldrüse an.

Die Bauchspeicheldrüse ist für die Verdauung mitzuständig. So, wie der Speichel im Mund wichtig ist für die Vorverarbeitung des Nahrungsmittels, so fallen auch der Bauchspeicheldrüse, medizinisch als Pankreas bezeichnet, wichtige Aufgaben zu. Sie ist verantwortlich für die Verdauung und für die Hormonerzeugung!

Damit das aufgenommene Essen richtig verwertet werden kann, benötigt der Körper Enzyme, welche die Nahrungsmittel in feinste Bestandteile spalten und für den Organismus brauchbar macht. Treten Störungen bei der Herstellung der Enzyme auf, so liegt uns die Nahrung unverdaut im Bereich des Magens beziehungsweise Darms und wird unverarbeitet wieder ausgeschieden. Also wird auch keine Energie aus der zugeführten Nahrung entnommen.

Von der Hormonsteuerung ist bekannt, daß die A-Zellen das Glukagon aufbauen und die B-Zellen das Insulin. Beide Substanzen sind notwendig, damit der normale Zuckerstoffwechsel funktionieren kann. Ist diese Funktion gestört, kommt es zum sogenannten Diabetes, zur »Zuckerkrankheit«. Der zugeführte Zucker kann vom Körper nicht mehr verwendet werden, der Mensch muß durch künstliches Zuführen von Insulin ausgleichen.

Sehr leicht führt das zu dem Wunsch: Ich will was Süßes. Die Entzugserscheinung des süßen Stoffes, weil der durch die Nahrung aufgenommene Zucker nicht verarbeitet werden kann, trägt somit eine tiefe Einsamkeitssituation in sich. Sehnsucht nach Erfüllung, nach Liebe!

Das Gesetz des geistigen Wachstums sagt: »Wachse durch Geben; oder Geben ist seliger denn Nehmen. Lerne zu geben und anzunehmen, damit der Ausgleichende wirken kann! Schenke Liebe ohne Erwartung. Schenke Vertrauen ohne Forderung. Begegne dem anderen, ohne ihm zu entgegnen. Lerne Dein Leben im Augenblick und im Anblick der Gegenwart (Deines Partners) zu genießen. Denn jeder Augenblick ist ein Geschenk des Lebens, er wiederholt sich nie mehr! Verschließe Dich nicht der göttlichen Liebe! Sie ist immer für Dich da. Laß es aus der Tiefe Deines Herzens hervorbrechen: Ich bin bereit zur Veränderung! Ich liebe und lebe!«

auch Pankreas genannt, ist verantwortlich für meine Verdauung und für die Hormonerzeugung.

Der exokrine Teil produziert die wesentlichen Verdauungssäfte, die aggressiven Charakters sind.

Der endokrine Teil bildet die Inselzellen, das Insulin. Eine Unterproduktion der Inselzellen, des Insulin, führt zur Diabetes.

Frage Dich:
Wo liegen meine Schwierigkeiten?
Was kann ich an meiner Einstellung verbessern?
Was kann ich an meinem Verhalten verändern?

Ich sage ja zu mir:
Ich genieße den Augenblick der Liebe. Ich liebe das Leben.

Die geistigen Entsprechungen:
+ Liebe zum Leben
+ Liebe geben
+ Das »Süße« genießen
− Egoistisches Verhalten
− Stoffwechselstörungen
− Mangelerscheinungen
− Schwierigkeiten in der Umsetzung physischer sowie geistiger Stoffe
− Mitteilungsschwierigkeiten in der partnerschaftlichen Beziehung

Was Du für Dich tun kannst:
* Minerale − Steine zum Tragen: Smaragd
Steine zum Auflegen: Amazonit oder Labradorit
als Wasser für innere und äußere Anwendungen: (Amethyst-Wasser)

Die Beine (Knie, Füße)

Genauso wie die Arme sind auch die Beine verlängerte Werkzeuge: Sie tragen uns tagaus, tagein durch unser Leben! Dies nehmen wir meist als selbstverständlich hin. Erst wenn es Schwierigkeiten gibt, dann wenden wir uns ganz bewußt dem zu, was im untersten Bereich des Körpers zu finden ist: den Füßen, den Knien, den Beinen.

Beim Gehen, bei jeder Bewegung werden das Knie und das Fußgelenk stark beansprucht. Beginnen sich Schmerzen in den Füßen einzustellen, fangen wir häufig an, mit Salben und Bädern zu experimentieren und schenken den Füßen die Aufmerksamkeit, die sie eigentlich immer verdienten. Die Füße sind in der ständigen Verbindung mit der Erde. Ohne die Füße wäre es uns nicht möglich, uns vorwärts zu bewegen. Sie bilden den Gegenpol zum Kopf. Durch die Füße erhalten wir den richtigen Stand. Verstehen und Verstand sind wiederum nur möglich, wenn der richtige Stand erreicht ist. Fußschmerzen weisen auf ein Verhalten des »Dagegensein« hin. Eine Zerrung oder Verstauchung zeigt Unachtsamkeit. So ergibt sich sehr eindeutig die Einschränkung der Bewegungs- bzw. der Fortbewegungsfähigkeit!

Beginnen sich Einlagerungen schmerzhafter Art im Kniegelenk bemerkbar zu machen, so kann es sein, daß einer äußeren Situation zu viel Bedeutung geschenkt wird und man die eigene geistige Entwicklung übersieht. Man überspannt somit sein Bewegungssystem. Auch eine Meniskusverletzung oder eine Entzündung der Bänder oder Sehnen verdeutlicht, daß es höchste Zeit wäre, sich mit den inneren Werten zu beschäftigen. Denn das Knie ist zum Ab-biegen da. Zum Beugen – nicht etwa um in die Knie zu gehen und irgend jemandem zu huldigen, sondern um sich den Lebensgesetzen unterzuordnen. Ein flexibler Mensch, der sich dem Leben anvertraut, der die Kraft des Geistes und der Materie begreift, ist beweglich, anpassungsfähig und beugsam.

Auch im Bereich der Beine gilt die Aufteilung der Gelenke. Oberschenkel bis Hüfte entsprechen der gefühls- und handlungsmäßigen Ebene, das Oberschenkelgelenk entspricht der mentalen Ebene, das Kniegelenk der Gefühlsebene, und das Fußgelenk entspricht der handlungsmäßigen Ebene.

Ergeben sich Stauungen in beiden Beinen, deutet dies darauf hin, daß die eigene Lebensenergie gestört ist.

Mit beiden Beinen auf der Erde zu stehen bedeutet, verwurzelt zu sein, standhaft zu sein, bewußt zu sein!

Den Kopf im Himmel, aber die Füße auf der Erde, so sollte es sein.

Betrachten wir einige Sprichwörter: *Was man nicht im Kopf hat, hat man in den Beinen. Er lebt auf großem Fuß. Mir zittern vor Angst die Knie. Ich habe Beine wie Gummi.*

MEINE BEINE

sind wie meine Arme verlängerte Werkzeuge.
Sie gliedern sich in drei Ebenen auf: In die Beine selbst, in die Knie und die Füße!
Meine Beine tragen mich tagaus, tagein durch mein Leben.

Frage Dich:
Wo liegen meine Schwierigkeiten?
Was kann ich an meiner Einstellung verbessern?
Was kann ich an meinem Verhalten verändern?

Ich sage ja zu mir:
Mein Leben trägt mich voran, dem Ziel entgegen!

Die geistigen Entsprechungen:
+ Werkzeuge, um den rechten Weg zu gehen
+ Energie im Fluß
– Versagen
– Mißbrauch der Lebensenergie

Was Du für Dich tun kannst:
* Minerale-Wasser: Grüner Onyx

MEINE KNIE

sind zu Fortbewegung bestens geeignet. Mit dem Kniegelenk komme ich sicher zum Ziel.
Frage Dich:
Wo liegen meine Schwierigkeiten?
Was kann ich an meiner Einstellung verbessern?
Was kann ich an meinem Verhalten verändern?

Ich sage ja zu mir:
Ich beuge mich vor der unendlichen Gegenwart des Lebens!

Die geistigen Entsprechungen:
+ Beugsam
+ Biegsam
+ Demut
− Bewegungseinschränkung
− Gebundene Materie
− Härte

Was Du für Dich tun kannst:
* Minerale – Wasser: Grüner Onyx als Wasser zum Waschen

MEINE FÜSSE

geben mir Halt und verbinden mich fest mit der Erde.
Sie bilden den Gegenpol zum Kopf und erden mich.

Frage Dich:
Wo liegen meine Schwierigkeiten?
Was kann ich an meiner Einstellung verbessern?
Was kann ich an meinem Verhalten verändern?

Ich sage ja zu mir:
Ich stehe fest und sicher auf der Erde.
Ich danke der Erde und dem Himmel für die Kraft, die mich erfüllt!

Die geistigen Entsprechungen:
+ Verständnis
+ Standhaftigkeit
+ Verstehen
− Abgrenzung
− Isolierung

Was Du für Dich tun kannst:
* Fußbäder

Die Blase

Die Blase ist ein Hohlkörper, ein Gefäß, das die Flüssigkeit aufnimmt, die über die Nieren abgegeben wird – genauso wie die Gallenblase aufnimmt, was über die Leber weitergegeben wird. Beides muß sich lösen können, sonst beginnen schmerzhafte Stauungen den Menschen zu plagen. Der Druck in der Blase, der erheblich werden kann, fordert uns immer wieder auf: *los-zu-lassen*, es geschehen zu lassen, da sich im richtigen Augenblick die Lösung – die Erlösung – ergibt. Sehr vielen Menschen fällt gerade das Loslassen sehr schwer. Sie versuchen so lange wie möglich eine Entleerung zurückzuhalten. Dies kann zu einem krampfartigen Zustand führen.

Kinder und ältere Menschen leiden oft unter dem Gefühl: »Ich kann nicht«, was soviel heißt, wie »Ich kann mich nicht entleeren, ich kann nichts hergeben, ich kann mich dem äußeren Druck nicht anpassen.«

Ein gewisser Geiz, ja sogar Ehrgeiz kann dahinterstehen. Befinden wir uns in Streßsituationen, so können zwei große Extreme auftreten. Die einen bekommen eine Sperre und können nicht loslassen, die anderen können nicht halten, und »es« löst sich unwillkürlich. Der Druckausgleich sollte aber bewußt in uns stattfinden.

Das sogenannte Bettnässen, egal, ob in jungen oder späten Jahren, stellt also nur einen Wechsel in einen befreiten Zustand dar, und zwar meist im Schlaf, wenn die Schwelle des Tagesbewußtseins durchbrochen bzw. aufgehoben ist. Ein Vorfall, der noch nicht bewußt geworden ist, mit welchem man noch nicht umzugehen gelernt hat, drängt an die Oberfläche und löst in der nächtlichen Befreiung, im Traum und in der Blase, den bereits vorhandenen Überdruck.

Ich glaube, daß jeder von uns Träume kennt, in denen wir angestrengt nach einer Toilette suchen, um uns zu befreien. Und die meisten von uns wissen auch, wie schwierig es ist, in diesen Träumen ein ungestörtes Plätzchen zu finden. Wenn unser Organismus voll funktionsfähig ist, dann werden wir im richtigen Moment wach, wenn das nicht der Fall ist, erlebt man am Morgen eine feuchte Bescherung.

Zu schnelles Loslassen und zu langes Festhalten sind unausgeglichene Seelenzustände. Jedes Brennen beim Wasserlassen zeigt uns, wie schmerzhaft das Loslassen ist, und die sogenannten Harnwegsinfektionen, auch wenn sie nach dem Besuch in einem Schwimmbad auftreten, sind im Grunde genommen nichts anderes als Aufforderungen, bewußter mit einer Situation umzugehen!

Die Niere, die Blase und die Nase stehen in einer engen Verbindung zueinander. Hinter den Problemen oder Symptomen dieser Organe verstecken sich zumeist die kleinen Unzulänglichkeiten des Alltags, wie – immer gleich beleidigt sein, selber aber gerne austeilen – rechthaberische und egoistische Machtansprüche – nichts hergeben wollen – mit dem Partner nicht beglückend, sondern eher bedrückend oder erdrückend umgehen – das heißt auch, ihn nicht loslassen oder freigeben können, besonders auch in der Eltern-Kind-Beziehung.

Die Blase ist ein Gefäß zum Sammeln, zum Aufnehmen und zum Abgeben. Genau demselben Prinzip entspricht das Wesen des Menschen und sein Seelenzustand. Das nur Aufnehmen und Gefülltsein ergibt einen Stau, der bis zur Übersäuerung führen kann, der Inhalt wird ungenießbar, er beginnt zu gären: Das Gefäß, das ständig versucht, sich von seinem Inhalt zu befreien und auch nicht bereit ist, erst einmal richtig aufzunehmen, kann nie die Erfüllung erfahren, weil es sich immer verausgabt. Der Mittelweg wäre, den Zustand zu erreichen, der es zuläßt, aufzunehmen und abzugeben! Das wäre dann der richtige Druck, der alles im Gleichgewicht hält.

Die Blase sagt uns:
Laß los, alles, was Dich belastet, alles, was Dich unfrei werden läßt. Gib Dich selber frei und versuche nichts zu halten, was Deiner Persönlichkeit entspricht, denn in ihr sind die Illusionen, die Dir wie Seifenblasen etwas vorgaukeln.

Verlaß Dich auf das, was Du in Dir als Ruhe, Ordnung, Harmonie und Liebe bezeichnest. Denn dann kann sich der wahre Zustand Deiner Seele offenbaren und die Erfüllung Deiner innersten Wünsche. Diese sind nicht nur in Dir, sondern in allen Menschen: Freiheit, Frieden, Freude, Fröhlichkeit, Liebe, Achtung, Toleranz! Dein Gefäß ist groß genug, um alles aufnehmen zu können, Dein Herz ist weit genug, um in Liebe damit umgehen zu können, Dein Bewußtsein ist stark genug, um allen davon geben zu können!

Der Druck in der Blase fordert mich auf, loszulassen. Niere, Blase und Nase stehen in enger Beziehung zueinander.

Frage Dich:
Wo liegen meine Schwierigkeiten?
Was kann ich an meiner Einstellung verbessern?
Was kann ich an meinem Verhalten verändern?

Ich sage ja zu mir:
Ich erzeuge keinerlei Druck!
Alles löst sich zu meinem Besten, denn ich lasse alles los!
Ich fühle mich frei!

Die geistigen Entsprechungen:
+ Loslassen
+ Druckausgleich
+ Harmonie
+ Frieden
− Ruhelosigkeit
− Ungeduld
− Druck und Zwang
− Nicht loslassen können oder wollen
− Krampfartiges Festhalten

Was Du für Dich tun kannst:
* Tee: Goldrutentee
* Minerale – Steine zum Tragen: Rutilquarz
         Steine zum Auflegen: Rutilquarz
         Steine als Wasser: Rutilquarz

Das Blut

Das Blut wird seit Menschengedenken als Träger der Lebenskraft bezeichnet. Uralte schamanische Zeremonien und Rituale deuten noch heute darauf hin, wieviel Bedeutung dem Blut schon immer zugeschrieben wurde. Wenn wir an die alten Opferungsrituale denken, die in vielen Ländern noch heute in Form von Tieropfern erbracht werden, so kann es einem Schauer über den Rücken jagen.

Das Blut birgt den lebenstragenden Impuls in sich, und in einem einzigen Blutstropfen zeigt sich der gesamte Gesundheitszustand eines Menschen.

Mit Hilfe eines speziellen mikroskopischen Untersuchungsverfahrens, der sogenannten »Auraskopie« können anhand eines einzigen Blutstropfens alle Störfaktoren deutlich gemacht werden, lange bevor sie sich in herkömmlichen medizinischen Analysen erkennbar zeigen. Erst nach eingehenden Untersuchungen kommt die medizinische Bestätigung. Das Blut ist also eine Spiegelung: Eine zurückliegende oder auch eine erst im Entstehen begriffene Krankheit kann somit erfaßt werden. Ein Spiegel der Lebenskraft, erkennbar im Lebenssaft!

Der ausgeglichene Zustand, der entstehende Konflikt, organischer Fehlimpuls … all das läßt sich im Blut ablesen.

Das Blut in unserem Körper ist in ständiger Bewegung. Daraus folgt, daß wir auch den Kreislauf betrachten müssen, wenn wir die Bedeutung des Blutes erfassen wollen. Unser Kreislauf ist vergleichbar mit einer hydraulischen Anlage. Das Herz entspricht der Pumpstation, angeschlossen an ein gigantisches Netzwerk aus Kanälen, den Blutgefäßen. Diese verästeln sich wiederum zu so feinen Kapillaren, die nur noch unter dem Mikroskop sichtbar werden. Die Gesamtlänge dieser Gefäße dürfte etwa eine Länge von 9000 Kilometern haben.

Der Blutdruck ist der vom Herzen erzeugte Druck. Eine dynamische Lebenskraft, die sich zum Ausdruck bringen möchte und dem innersten Plan folgen will. Kann dieser Plan nicht erfüllt werden, weil der Mensch seine Fähigkeiten nicht nützt, ergibt sich ein Unterdruck.

Wir versuchen immer in umgekehrter Weise zu interpretieren: Wir können nicht, weil wir einen zu tiefen oder zu hohen Blutdruck haben. Auf den Gedanken, unsere inneren Grenzen und Fähigkeiten zu erforschen, kommen wir selten.

Der sogenannte Unterdruck, der zu niedere Blutdruck, wird als Hypotonie bezeichnet.

Menschen, die sich immer wieder ihrer eigenen Dynamik entziehen, das heißt mehr der phlegmatischen Seite ihres Wesens zugeneigt sind, werden eher zu einem niederen Blutdruck neigen. Ein Schub der Entschlossenheit und ein bißchen Willenskraft würden ihn sehr schnell in die Höhe bringen.

Dieser Unterdruck entsteht, wenn die schöpferischen Fähigkeiten und die dynamischen Lebensimpulse brachliegen.

Die dadurch entstehende Labilität gipfelt im Zustand der Ohnmacht.

Der zu hohe Blutdruck, der Überdruck, wird als Hypertonie bezeichnet. Beides, zu hoch und zu niedrig, spiegelt unausgeglichene Seelenzustände wider.

Steht ein Mensch mit sich selbst auf dem Kriegspfad, dann überzieht er ständig seine eigenen Grenzen. Sein Ego ist noch nicht bereit, diese körperlichen Grenzen anzuerkennen. Dabei entsteht eine Übertretung, ein Überdruck. Er steht nicht nur unter seinem eigenen Druck, sondern auch unter dem seiner Umgebung. Er ist schnell erregbar und gereizt. Dieser Hochdruck stellt auf die Dauer gesehen eine unzumutbare Belastung für das Gefäßsystem dar. So sollte man auch den sogenannten altersbedingten Bluthochdruck etwas genauer betrachten.

Wir finden in der Natur überall Entsprechungen, so auch in uns. Sind wir sauer, werden wir nach außen ungenießbar. Sind wir unausgeglichen, werden wir nach außen ungerecht. Deshalb wäre es des öfteren angebracht, über folgendes nachzudenken: Wie gehe ich mit mir um? Wie behandle ich meine Umgebung? Lasse ich zu viel Dampf ab? Wie beweglich bin ich noch, im Umgang mit Menschen, in meiner Kommunikation?

Beginnt eine Belastung dieser Art aufzutreten, eilt sie wie eine Kettenreaktion durch den Körper.

So sind bereits Kinder von dieser Druckwelle belastet, und immer häufiger wird versucht, mit Medikamenten die Ursachen zu beheben. Auch hier zeichnet sich ein Kreislauf ab, den wir nur durchbrechen können, wenn wir uns aus dem gedanklichen Phlegma (»Der Onkel Doktor wird's schon richten«) herauskatapultieren!

In den Kirchen wird vom Blute Christi gesprochen. Wäre das wörtlich zu nehmen, so würde dies auf reinen Kannibalismus hindeuten. (Leider wird es von vielen noch so mißverstanden!) Vielmehr wird hier eine Lebensenergie angesprochen, die jedem Menschen zueigen ist! Denn er lebt, atmet, denkt, fühlt, handelt und ist in seinem inneren Ideenreichtum schier unerschöpflich. Je klarer seine Gedanken und Gefühle durch die Kraft des Geistes sich mit der Materie in Einklang bringen und sich die Bewußtwerdung in ihm vollzieht, um so klarer kann sich die Kraft in dem Menschen offenbaren, die als Christuskraft oder Christusgeist bezeichnet wird. Es ist eine universelle Form der Energie, die global vorhanden ist und die wir ganz einfach als Liebe bezeichnen.

Betrachten wir einige Bezeichnungen und Redewendungen: *Halbblut. Warmblut. Vollblut. Kaltblütler. Es blutet mir das Herz. Blutsverwandtschaft. Verfeindet bis aufs Blut. Ich schwitze Blut und Wasser. Der Wein ist rot wie Blut. Das Blut gefriert mir in den Adern.*

MEIN BLUT

Es ist in ständiger Bewegung, in einem ständigen Kreislauf.

Frage Dich:
Wo liegen meine Schwierigkeiten?
Was kann ich an meiner Einstellung verbessern?
Was kann ich an meinem Verhalten verändern?

Ich sage ja zu mir:
Ich fühle mich erfüllt von Lebenskraft und Stärke!
Meine Zuversicht und meine Lebensfreude wachsen!
Der Keislauf des Lebens durchströmt mich!
Ich öffne mich immer mehr dem Strom des Lebens!
Ich bin ein Kanal für die Lebensenergie, für das Licht!

Die geistigen Entsprechungen:
+ Träger der Lebenskraft
+ Lebenssaft
+ Freude
− Unausgeglichenheit, Überdruck, Unterdruck,
− (Niederer Blutdruck): Einschränkung, mangelnde Dynamik
− (Hoher Blutdruck): Unausgeglichenheit, Enge, Aggressivität

Was Du für Dich tun kannst:
* Tees zur Blutreinigung z. B. Brennesseltee, Zinnkrauttee: 1 Tasse in der Woche
* Nahrungsumstellung, Fasten
* Meditation
* Minerale – als Heilstein zum Tragen: z. B. Hämatit = Blutstein
  Alle roten Steine haben eine den Kreislauf anregende Wirkung. Carneol bewirkt eine generelle Aktivität, Granat und Rubin werden auch gerne benützt, je nach der eigenen Aktivität des Trägers.

Der Darm

Der Darm besteht aus verschiedenen Abschnitten, die unterschiedliche Funktionen haben. Er gliedert sich in den Dünndarm – ein langer Schlauch mit vielen kleinen Darmschlingen, der zur Resorption von Nährstoffen dient; den Dickdarm, der alles Unverdaute eindickt und zur Ausscheidung vorbereitet; den Zwölffingerdarm, in welchen die Ausführungsgänge der Leber und der Bauchspeicheldrüse einmünden und den Mastdarm, der alles aus uns hinausbefördert, was zuviel ist und wir nicht verwerten können.

Man kann den Darm als großen Wechsler, Umwandler oder Transformator betrachten. In den Darmtrakt gelangen alle Giftstoffe, die der Körper nicht verarbeiten kann, und die schädlich für ihn sind. In seinen vielen kleinen versteckten Windungen entstehen durch unvollständige Verdauung Gärungsprozesse, die uns sehr großes Unbehagen bereiten können. Je mehr der Mensch geneigt ist, seine Probleme nicht lösen zu wollen, nicht loslassen zu wollen, egal ob Nahrung, Menschen, Vergangenheit oder gedankliche Irrtümer, um so mehr wird er Probleme mit seiner Verdauung haben. Oft wird das recht schmerzhaft. Auffallend dabei ist, daß in Angstsituationen ein nicht gewolltes Loslassen, ein Durchfallen, eintritt. Wiederum jedoch neigen wir dazu, es auf den äußeren Zustand oder auf die eventuell verdorbene Nahrung zu schieben. In keiner Weise wird es mit dem Verhalten in Zusammenhang gebracht – obwohl hier die wahre Ursache zu finden wäre, wenn man nur danach suchen würde.

Kinder neigen oft zu einer sogenannten Darmgrippe, einer kleinen Entzündung des Dünndarms. Wenn man dann genau hinhört, bemerkt man ein »Gluckern« im Darmbereich um und unterhalb des Bauchnabels – eine schmerzhafte Angelegenheit, hinter der nicht nur eine Virusinfektion steckt, sondern ein Sich-nicht-verstanden-Fühlen, eine Enttäuschung und viel Kummer!

Ich habe Leute kennengelernt, die es ausgehalten haben, ihren Darm über längere Zeit (fünf bis sieben Tage) nicht zu entleeren. Dabei entstehen wiederum Schmerz und Leid. Ein fast nicht ertragbares Völlegefühl ist die Folge, wie kurz vor dem Platzen. Zum Platzen ist hier wirklich etwas! Überwiegend habe ich dieses Symptom bei Menschen vorgefunden, die sich selber mit den stärksten Schuldkomplexen und Minderwertigkeitsgefühlen belastet haben.

Das Festhalten an alten, schon längst vergangenen Zuständen läßt den Stoffwechsel in Unordnung geraten. So sammelt sich nicht nur der physische Müll in den Windungen, der selbst durch Darmspülungen nicht entfernt werden kann, sondern auch der geistige Müll führt zu Ab- und Einlagerungen. Diese versteckten Situationen drücken letztlich so in die oberen Bereiche bis in den Kopf, wo sie sich als Wetterfühligkeit und Migräne manifestieren können.

Das Durchschlagende ist genau das Gegenteil: Denn sind wir nicht in der inneren Haltung und Ausrichtung gefestigt, dann schlägt alles, was uns momentan als zuviel erscheint, durch! Was nicht im Mittelmaß der Ausgewogenheit, der Liebesfähigkeit, gehalten wird, entgleitet uns.

Somit sollte die Waage gehalten werden zwischen Geben und Nehmen, Schenken und Annehmen-können. Dies sollte ehrlichen Herzens geschehen, ohne daß man sich zu etwas verpflichtet fühlt.

»Das Herz ist mir vor Angst in die Hose gerutscht« – dieser Satz, der sowohl die Darm- als auch die Herzfunktion anspricht, weist auf den seelischen Zusammenhang hin: Angst ist eine Verzerrung von Gefühlen und Gedankengängen und von Vorstellungsbildern. Angst sollte gelöscht und nicht geschürt werden. Aber der Mensch neigt leider immer wieder dazu, Druckmittel zu erfinden, mit denen sich die Menschheit gefügig machen läßt. Egal, welche Krankheitssymptome es sind, auch Krebs und Aids! Die Selbständigkeit des einzelnen erhöht seine Widerstandskraft, auch gegen das Symptom der Angst.

Selbstbewußtsein und Selbstachtung wirken stärkend und aufbauend, denn nur durch die bewußte Annahme des *ICH BIN* kann ein Umwandlungsprozeß stattfinden!

Freu Dich Deines Lebens! Auch wenn es einmal trüb und grau in Deinem Alltag erscheint: Bete und arbeite, arbeite an Dir und lerne zu geben, damit sich die Erfüllung Deiner Bitte auch in Deiner Umgebung offenbaren kann … Bitten und Danken heißt auch Geben und Nehmen! Übe Dich in der Vorstellung, alles loszulassen solange bis Du die innere Freiheit erlangst, in der nichts festgehalten werden kann! Loslassen ist eine Tugend, die nur mit sehr viel Liebe zum Leben erlernt werden kann.

Betrachten wir wieder einige Sprichwörter: *Mein Herz ist mir vor Schreck in die Hose gerutscht. Vor Angst ging es in die Hosen.*

ist der Wechsler, der Umwandler. Er besteht aus Abschnitten mit unterschiedlichen Funktionen: Mein Dünndarm, ein langer Schlauch mit vielen Darmschlingen, der zur Resorption von Nährstoffen dient; mein Dickdarm, der alles verdaut und eindickt; mein Zwölffingerdarm, in den Ausführungsgänge der Leber und der Bauchspeicheldrüse einmünden; mein Mastdarm, der alles hinausbefördert, was zuviel ist.

Frage Dich:
Wo liegen meine Schwierigkeiten?
Was kann ich an meiner Einstellung verbessern?
Was kann ich an meinem Verhalten verändern?
Womit kann ich nicht umgehen? Was kann ich nicht loslassen?

Ich sage ja zu mir:
Ich bin ein freigiebiger und großzügiger Mensch.
Ich lasse alles los, was mich bedrückt und fühle mich frei und gelöst!

Die geistigen Entsprechungen:
Darm (generell):
+ Umwandlung; freigeben;
– Darmträgheit, Durchfall, Festhalten an alten Vorstellungen, Gefühlen und Zuständen
Dünndarm:
+ Freude
– Enttäuschung, Gier, Geiz, Kummer
Dickdarm:
+ Selbstwertgefühl, Achtung vor dem Leben (dem eigenen Körper)
– Schuldkomplexe, Minderwertigkeitsgefühle

Was Du für Dich tun kannst:
* Zum Reinigen: Heilerde (1/2 Teel. mit Wasser vor dem Schlafengehen)
* Minerale – Steine zum Tragen: Obsidian
              – Steine zum Auflegen: Schneeflocken, Obsidian
              – als Wasser für innen und außen: Bergkristallwasser

Die Galle

Wenn die Galle überläuft, dann ist zugleich die Leberfunktion gestört, oder aber die Gallenflüssigkeit kann aus der Gallenblase nicht richtig abfließen und staut sich im Gallengang. Die Galle läuft und schäumt über vor Zorn, vor Wut, vor lauter Giften!

Menschen, die unzufrieden mit sich und der Welt sind, die zu Jähzorn und Wutausbrüchen neigen, die an allem etwas auszusetzen haben, sind im wahrsten Sinne des Wortes kleine »Gifthaferl«! Übersteigerte Aggressionen haben eine erhöhte Produktion von Gallenflüssigkeit zur Folge. Bis sich irgendwann der aggressive Zustand manifestiert, die Gallensäure zu Gallengrieß und -steinen kristallisiert. Es entsteht eine sehr schmerzhafte Zwangssituation, die in der Gallenkolik gipfelt.

Ausgeglichenheit und Liebe sind die großen Auflöser der festgefahrenen Situationen, Wut und Jähzorn verstärken sie. Das Sprichwort: *Mir läuft die Galle über,* sollte daher ernster genommen werden, damit man vorbeugend handeln kann.

Die Lebensenerige möchte uneingeschränkt fließen. So auch durch die Galle. Auch wenn es im Leben so manche bittere Pille zu schlucken gibt, manch harte Situation zu bewältigen ist, sollte man nicht verzagen. Mit viel Geduld und Ausdauer ist es zu schaffen, die gestaute Energie wieder zum Fließen zu bringen.

Setze Dich bequem hin und entspanne Deinen Körper. Laß alles los, was Dich belastet hat: Gedanklich, gefühlsmäßig, vorstellungsmäßig, und körperlich …

Laß deinen Atem zu einer ausgewogenen Welle werden. Bei jedem Einatmen fließt Ruhe und Frieden in Dich ein. Bei jedem Ausatmen fließt jegliche Unruhe aus Dir heraus, bis Du wirklich in Dir Ruhe und Frieden verspürst.

Stell Dir vor, eine große kosmische Hand nimmt dich auf, die Hand der göttlichen Mutter. Und eine große kosmische Hand wird schützend über Dich gehalten, die Hand des göttlichen Vaters.
Geborgenheit, Ruhe und Frieden stellen sich ein.
(Deiner Vorstellung sind keine Grenzen gesetzt)!

Nutze die Gabe Deiner Hände.
Lege sie auf den Gallenbereich. Indem sich Deine Gedanken sammeln und sich auf göttliche Heilkraft ausrichten, beginnt sich auch Dein Gefühl für die Wärme einzustellen. Dies kann sich als grünes Licht (wie Malachit) manifestieren.

Dein Gedanke, daß eine Heilenergie tätig ist, und das Bewußtsein »Ich bin heil«, lenken Deine eigenen Heilungsaktivitäten, die verstärkt werden vom Zentrum deiner eigenen göttlichen Gegenwart.

Wenn der Gedanke, das Gefühl, die Vorstellungskraft, das Ziel, die Handlung eine Einheit ergeben, dann ist Dein Ziel erreicht!

MEINE GALLE

Meine Gallenblase ist einmalig. Sie fordert mich auf, Ausgeglichenheit zu entwickeln und mit Liebe festgefahrene Situationen zu lösen. Übersteigerte Aggressionen, Wut und Jähzorn lassen eine erhöhte Gallenflüssigkeit hervortreten.

Frage Dich:
Wo liegen meine Schwierigkeiten?
Was kann ich an meiner Einstellung verbessern?
Was kann ich an meinem Verhalten verändern?

Ich sage Ja zu mir:
»Ich nehme mein Leben in beide Hände und beginne jetzt es zu verändern; ich bin ruhig und ausgeglichen; ich fühle mich wohl in meinem Körper, in meinem Heim, meinem Alltag, meiner Arbeit und bei meinem Partner!«

Die geistigen Entsprechungen:
+ Ausgeglichenheit
+ Achtung vor dem Leben
− Wut und Jähzorn
− Aggression
− Stau

Was Du für Dich tun kannst:
* Blüten. Kamille
* Minerale – Steine zum Tragen: Grüner Turmalin
             Steine zum Auflegen: Grüner Turmalin
             als Wasser für innen und außen: Grüner Turmalin
* Pflanzen: Wermuttee (1 Tasse pro Woche)

Das Gehirn

Das Gehirn ist unsere große Schaltzentrale, unser körpereigener Computer. Es besteht aus zwei Gehirnhälften, die unterschiedliche Funktionen aufweisen.

So wird der rechten Gehirnhälfte die Intuition zugeordnet und der linken das Bewußte oder das Intellektuelle. Das, was wir mitbringen, ohne es je erlernt zu haben, die Kraft der Erde = Yin, links, und das, was wir uns durch Lernen aneignen, die Kraft des Geistes = Yang, rechts.

Yin und Yang treffen sich ständig in unserem Körper, sei es bei der Nahrungsaufnahme oder durch Gedanken oder Gefühlsstrukturen, in den Ladungsfeldern, die magnetischen Fluß erzeugen.

Dieses Zentrum, unser Hirn, gleicht einer Mikrofilm-Station, denn alle Eindrücke, die jemals über die Sinne gelaufen sind, alle Erkenntnisse und Erfahrungen, die jemals gesammelt wurden, werden gespeichert und sind jederzeit abrufbar. Trotz vieler Spekulationen ist es aber nicht möglich, Intelligenz von einem Menschen auf den anderen zu übertragen.

Wir haben einen Zentralcomputer, der mit jeder Faser des Körpers über die Nervenleitungen verbunden ist. Werden diese Nervenleitungen verletzt, so kann im Gehirn auch keine Antwort erfolgen! Die physische Natur des Menschen reagiert auf physische Reizfelder, die geistige Natur des Menchen auf die psychischen.

Die Gehirnfunktion sollte nicht dadurch eingeschränkt werden, indem man Kinder zwingt, Tätigkeiten mit einer bestimmten Körperhälfte auszuführen. Es sollte jedem Kind freigestellt werden, ob es Rechts- oder Linkshänder sein möchte. Erstrebenswert erscheint dabei, mit beiden Händen tätig zu werden, nur durch die Verbindung der Intuition mit der Tat kann es zur Verwirklichung kommen!

Wenn der Kopf nicht bei der Sache ist, wird die Arbeit nicht gelingen. Durch Konzentrationsübungen können wir lernen, unserer Vorstellungskraft zu schulen (linke Hälfte)

Durch Übungen können wir auch lernen, Gefühlszustände als Empfindung, das heißt zum Beispiel Nachempfindung von Harmonie, aufrechtzuerhalten, was der rechten Hälfte entspricht! Zum Beispiel beginnt sich der Gedanke im Wort »Harmonie« zu formen; das entsprechende Gefühl, das Wort zu beleben und die dazugehörige Vorstellungskraft einzusetzen: »Was tue ich mit der Harmonie?« Entsteht dadurch ein bewußter Vorgang, der die Energie, den Energiezustand lenkt – dann sind beide Seiten miteinander aktiv, sind Herz und Verstand in Einklang gebracht, denn das Gefühl läuft über das Herz, die Thymus-Drüse zum Gehirn!

Diesen Schaltkreis zu durchbrechen, gilt es für die breite Masse! Solange man »gedacht wird«, zum Teil auch manipuliert wird, ist man nicht fähig, selbständig zu werden! Jeder einzelne ist jedoch für seinen Körper verantwortlich, deshalb bleibt niemandem der Weg der Selbsterkenntnis erspart!

Der erste Schritt ist, den Körper als Partner zu sehen. Begegne ihm und nimm ihn so an, wie er ist. Wenn Du feststellst, daß es besser wäre, ihn zu verändern, dann tu es, jetzt! Sage nicht: »Ich werde«, bejahe Dein Leben und sage: »Ich bin!«

Hast Du einmal Zugang zu Deinem Computer gefunden, so wirst Du feststellen, daß in Deinem Lebensbuch weit mehr beschriebene Seiten sind, als jene, die Du bis jetzt kennengelernt hast.

besteht aus zwei Seiten, der intuitiven und der rationalen, aus Yin und Yang. Beide ergeben eine erstrebenswerte Einheit.

Frage Dich:
Wo liegen meine Schwierigkeiten?
Was kann ich an meiner Einstellung verbessern?
Was kann ich an meinem Verhalten verändern?

Ich sage ja zu mir:
Ich fühle, wie sich all meine Sinne schärfen! Ich fühle, wie sich meine Konzentrationskraft auf das Wesentliche, für mich Wichtige, ausrichtet und sich meine Gedanken und Vorstellungsbilder verschärfen! Ich werde mir meines wahren Wesens immer bewußter. Ich erkenne die Gunst des Augenblicks und erlebe ihn wie ein Geschenk. Ich übernehme die Verantwortung für mein Leben. Ich denke und lenke.

Die geistigen Entsprechungen:
+ Bewußtsein;
+ Umgang mit allen schöpferischen Kräften die in uns sind
+ Die Schaltzentrale; (der grobe Dirigent oder Computer)
– Angst vor dem Leben
– Angst vor Gedanken und Gefühlen
– Angst vor dem Menschsein
– Vergeßlichkeit
– Gedächtnisschwund

Was Du für Dich tun kannst:
* Entspannungsübungen
* Meditation
* Konzentrationsübungen
* Viel Walnüsse
* Minerale – Steine zum Auflegen auf die Stirn: Lapislazuli/Saphir
* Wasser für innen und außen: Diamant, Bergkristall

Die Gelenke

Das Wort Ge-lenke sollte man sich etwas eingehender betrachten. Geh- und lenke – was aber sollen wir lenken? Die schöpferischen Kräfte in uns! Jene Kräfte, die uns befähigen zu denken, zu fühlen, zu handeln, Ideen zu verwirklichen. Mit diesen Fähigkeiten sieht es bei den meisten von uns spärlich aus. Der Mensch ist leider eher geneigt, Disharmonie zu schaffen als einen harmonischen Zustand. Aber woher soll diese Erfahrung kommen, wenn er sie noch nicht in sich selber erlebt hat?

Gelenkige Menschen können sich viel schneller neuen Lebenssituationen anpassen. Sie sind in ihrer Bewegungsfähigkeit noch nicht eingeschränkt. Die Einschränkung tritt in Erscheinung, wenn die inneren Übereinstimmungen nicht mehr vorhanden sind, das heißt, wenn der Verstoß gegen die Natur, den Körper so weit fortgeschritten ist, daß das Knie (zum Beispiel) nicht mehr beugungsfähig ist. Die Redensart »ein unbeugsamer Mensch« verrät die geistige Grundhaltung.

Selbst Jugendliche klagen heutzutage schon über Gelenkschmerzen. Diese Beschwerden waren vor einigen Jahrzehnten nur bei älteren Menschen zu beobachten. Dieser sogenannte Jugendrheumatismus stellt eine schmerzhafte Einschränkung im Bereich der Gelenke dar.

Befindet sich diese Begrenzung und Einschränkung in den Schultergelenken, was gar nicht selten zu finden ist, so sollte man einmal über seine gegenwärtige Situation nachdenken! Gedanklich und gefühlsmäßig sind die Ansprüche des Egos so stark, daß man dabei das Umfeld nicht mehr sieht, nicht mehr wahrnimmt. Der Schmerz ist so stark, daß man die Arme nicht mehr hochbekommt. Jede Bewegung tut weh. Eine Erstarrung, die sich ohne weiteres in ein anderes Gelenk flüchten kann, um sich einen neuen Raum zu suchen. So kann sie von den Schultern zum Ellenbogengelenk, über das Handgelenk in die einzelnen Fingergelenke flüchten! Die Starre kann in die Hüftgelenke, in die Kniegelenke und sogar in die Fußgelenke absinken.

Das Symptom ist immer auf der Flucht, denn auch wenn es, medizinisch gesehen, behoben ist, kann es nach sehr kurzer Zeit wieder an einer anderen Stelle auftreten, weil die Ursache nicht behoben wurde. Im Sprachgebrauch gibt es sehr deutliche Beschreibungen der geistigen Verhaltensweisen: »Sich auf etwas versteifen« – hier ist die natürliche Beweglichkeit gestört. Irgendwo hat man sich festgebissen und kämpft genauso verbissen weiter, weil man sich im Recht fühlt. Aus dieser Verbissenheit heraus kann der Körper dem ureigensten Ruf nicht mehr folgen. Er reagiert, indem er sich versteift!

Zu weit gehen – gehen wir zu viel oder zu weit, schmerzen dem Untrainierten die Füße, die Beine, und es geht einem die Puste aus. Gehen wir zu weit, dann überspannen wir, überdehnen wir den Bogen, bis zur Zerreißprobe; das kann im Körper bis hin zur Bänderzerrung – und zum -riß führen. Wenn wir eine Sache überziehen, entsteht ein so hohes Spannungsmoment, daß es zu Überdehnungen kommen kann. An die Frage, wo ich überspannt oder überheblich denke, fühle oder handle, denken wir nur sehr selten! Was habe ich getan? Warum geht es gerade mir so schlecht, wo ich doch ein so »guter Mensch« bin?

Das fragt sich manch einer, wenn er im Gipsverband liegt oder sonst eine Verletzung hat, bei der er dann viel Zeit hat, vielleicht sogar zum Nachdenken!? So fühlt sich der Mensch vom Schicksal geprellt und ungerecht behandelt. Er fühlt sich gestaucht und verdreht.

Starres, stures Verhalten führt unweigerlich irgendwann im Körper zur Verhärtung, zur Einschränkung. Der Körper setzt durch die Mißachtung, durch das »Übersehen« und »Überhören« der Alarmanlage eine Schranke.

Zur Gelenkigkeit gehört auch die Biegsamkeit, die Flexibilität, aber auch die Beugsamkeit. Damit meine ich nicht, sich einem anderen Menschen zu unterwerfen und das Knie vor ihm zu beugen, sondern die Achtung vor dem Leben, vor der Lebenskraft, die sich durch jede sichtbare Form zum Ausdruck bringt. Wenn die Persönlichkeit, das Ego, lernt, mit der schöpferischen Qualität, die sie in sich trägt, in Einklang zu gelangen, dann kann niemand sagen: »Mir geht es schlecht, ich bin allein.«

Fühle Dich durch die Gegenwart Deines Lebens, Deines Atems, Deiner Fähigkeiten zu lieben mit dem Leben verbunden. Dann bist Du nicht allein, es erfüllt sich dann, daß Du mit allen eins bist. Lerne zu leben, zu lieben, denn Leben heißt Evolution, Weiterentwicklung dem Licht entgegen, denn alles ist in ständiger Bewegung. Damit auch Du erkennen und bejahen kannst: Ich bin und ich fühle mich in der Harmonie meines Körpers eins, so auch mit allem Leben.«

Erkenne Dich im Spiel des Lebens: »Ich bin ruhig und ausgeglichen! Gelassen nehme ich alles zur Kenntnis, nichts bringt mich aus dem Gleichgewicht!

Betrachten wir einige Sprichwörter: *Steif wie ein Stockfisch. Sich auf etwas versteifen. Da bist Du zu weit gegangen. Du hast den Bogen überspannt. Sie sind vollkommen verdreht. Biegsam wie eine Schlange. Gelenkig wie ein kleiner Affe.*

machen mich beweglich und gelenkig.

Frage Dich:
Wo liegen meine Schwierigkeiten?
Was kann ich an meiner Einstellung verbessern?
Was kann ich an meinem Verhalten verändern?

Ich sage ja zu mir:
Ich lebe und genieße den Augenblick!
Ich gebe mich vertrauensvoll der Führung des Lichtes hin,
denn ich weiß, meine Wege sind gelenkt!

Die geistigen Entsprechungen:
+ Beweglichkeit: geistig und physisch
+ Anpassungsfähigkeit
+ Spontaneität
+ Verbindlichkeit
+ Flexibilität
– Verkapselung; Abkapselung
– Isolierung
– Versteifen
– Unbeweglichkeit
– Einschränkung
– Starres und stures Verhalten

Was du für Dich tun kannst:
* Minerale – Steine als Wasser: Azurit

Die Geschlechtsorgane

Hätte der Mensch nicht die Fortpflanzungsorgane, dann wäre es ihm nicht möglich, seine Art zu erhalten.

Der Mensch besteht aus einer Zweiheit, einem Paar, einem Mann und einer Frau. Ebenso haben wir paarig angelegte Organe, zum Beispiel ein Paar Lungen, zwei Gehirnhälften, zwei Augen, und sie sollten genauso wie Mann und Frau miteinander und nicht gegeneinander wirken.

Wenn die Funktion im Organbereich, zum Beispiel der Lunge, einseitig wird, dann ergeben sich akute Störzonen, Krankheit entsteht. Dasselbe geschieht im Miteinander zwischen Mann und Frau. Keiner von beiden ist schlecht oder hat etwas an sich, was schlecht wäre. Dennoch ist es die Prägung der Ge-schlecht-er, die durch Jahrtausende das Zueinander erschwert hat.

Die Frau verkörpert das aufnahmefähige sowie das gebende Prinzip, ebenso wie der Mann das Gebende und Empfangende in sich trägt.

Viele junge Mädchen und Frauen klagen über Schmerzen im Unterleib, besonders beim Geschlechtsverkehr, ohne daß der Arzt eine physische Ursache feststellen kann. Es bleibt so lange ein schmerzvoller Akt, bis die Liebe zur Hingabe führt, denn die Forderung allein läßt diesen Akt zu einem schmerzvollen Ereignis werden. Dann ist kein Schmerz mehr zu verspüren, er wandelt sich in Freude, Hingabe, Lust und Liebe und hat dann mit dem, was man unter Sex versteht, nicht mehr allzuviel zu tun. Solange der Mann durch verdrehte Vorstellungen, wie »ich nehme mir, was mir gefällt«, geprägt ist, wird auch er Schwierigkeiten haben, denn die Erfüllung seiner Träume bleibt aus.

Noch heute gibt es Naturvölker, die einen aus Horn geformten Penisschaft tragen. Je größer und länger das Horn, um so stolzer der Krieger. Dieses Gedankengut haftet noch immer in manchen Männerhirnen unseres Kulturkreises. Dieser Kult, der jahrtausendelang gepflegt wurde, trug zur Verherrlichung des Mannes, bzw. seines Geschlechtsteiles, bei. Noch heute werden in verschiedenen Teilen Japans derartige Feste gefeiert, wie alljährlich der sogenannte Dankon-Kult, was so viel wie die Wurzel des Mannes bedeutet. Männer, die zu solchen Kultstätten pilgern, bitten um die besondere Manneskraft. Frauen bitten um die besondere Stärke ihrer Männer, um mehr Freude empfangen zu können. Die Erfüllung dieses einen Wunsches macht aber noch keinen Mann aus. Über diesen Ritus ist er in ein Machtverhalten hineingerutscht, was für viele Abhängigkeit bedeutet. Wo Liebe als Begegnungsfeld vorhanden sein sollte, hat Macht aber nichts verloren. Die Angst des Mannes, nicht den speziellen

Ansprüchen der Frau gewachsen zu sein, läßt ihn jedoch in eine Art der Impotenz hineingleiten, ähnlich wie Frauen, die sich aus Enttäuschung in einen Zustand des »Rühr-mich-nicht-an«, in die Frigidität, hineinflüchten können. Beide beginnen dann zu leiden. Es können bei beiden schmerzhafte Entzündungen, die aus einer Unterdrückung her nach außen aufbrechen, auftreten.

Scheide wie Penis sind die sichtbaren Unterscheidungsmerkmale zwischen den Geschlechtern. Was als Freude- oder Lustobjekt bezeichnet wird, bekommt, je tiefer es sich im Körper befindet, einen wahren Schöpfungsgehalt.

Wäre nicht der Hoden des Mannes, so könnten sich keine Samenzellen bilden und auch kein männliches Hormon, kein Testosteron, dessen Vorhandensein zur Entwicklung der männlichen Genitalien notwendig ist, genauso wie für Bartwuchs und Stimme, und es beeinflußt auch seine Potenz.

Ebenso wichtig sind für die Entwicklung des Weiblichen die Eierstöcke, die Eileiter und die Gebärmutter. In diesen Organen liegt ihre ganze Aufnahmebereitschaft, um neues Leben wachsen zu lassen, was ein hohes Maß an Verantwortungsbewußtsein erfordert.

Gerade die Eierstöcke sind, wie beim Mann die Hoden, hormonbildend. Sie erzeugen Östrogen und Progesteron.

Dem natürlichen Plan entsprechend ist die Bereitschaft zu geben der Part des Mannes, der der Frau zu empfangen, das Kind aufzunehmen.

Wenn die Lust zur Last wird oder gar zum Frust führt, sollte sich der Mann überlegen: »Bin ich bereit zu geben, oder will ich nur körperliche Befriedigung?«, und die Frau sollte sich die Frage stellen: »Bin ich bereit zu empfangen, oder möchte ich nur Lust?«

Wenn von beiden Seiten Liebe und Achtung und der Austausch von Zärtlichkeit und Zuwendung gepflegt werden, dann werden sich alle Schwierigkeiten, Spannungen und Entzündungen auflösen, denn: *Liebe heilt alle Wunden. Nur wer liebt und von Herzen bereit ist zu geben, kann auch vom Herzen des anderen empfangen. Hinter dieser geheimnisvollen Planung steht das Prinzip der Schöpfung. Nur in der liebevollen Hingabe findest Du die Erfüllung Deiner Sehnsucht!*

Es gibt nichts, was als schlecht bezeichnet werden könnte!

Frage Dich:
Wo liegen meine Schwierigkeiten?
Was kann ich an meiner Einstellung verbessern?
Was kann ich an meinem Verhalten verändern?

Ich sage ja zu mir:
Ich liebe und gebe; Hingabe und Freude am Geben erfüllen mich und meinen Partner!

Die geistigen Entsprechungen:
Allgemein:
+ Liebe geben und empfangen
− Machtanspruch, Ego

Weiblich:
Eierstöcke:
+ Aufnahme, Annahme, schöpferische Lebenskraft
− Abwehr, Entzündungen
Gebärmutter:
+ Empfangen und geben
− Ablehnung der schöpferischen Kräfte
Scheide:
+ Geben, Hingabe, Liebe, Annahme, Neuoffenbarung
− Besitzanspruch, unerfülltes Sexualleben, unterdrückte Gefühle und
  Wünsche, Schuldgefühle

Männlich:
Hoden:
+ Hingabe, Liebe, Neuoffenbarung
− festhalten, binden
Penis:
+ Hingabe, Stärke, Liebe, Freude
− Machtanspruch, Besitzanspruch, Angst zu versagen

Was Du für Dich tun kannst:
* Blüten: Holly
* Minerale: Steine zum Tragen, z. B. Rosenquarz

Das Gesicht

Wer gelernt hat, sein Gesicht zu wahren, der wird für seine Umwelt schwer faßbar erscheinen. Wer noch nicht gelernt hat, mit seinen Emotionen umzugehen, dem stehen sie im Gesicht geschrieben, und er ist wie ein offenes Buch, in dem jeder lesen kann!

Das Gesicht besteht aus den sichtbaren Sinnesorganen Augen, Nase, Mund, Ohren, Stirn, Wangen und Kinn. Für Studien über das, was uns die äußeren Organe zu sagen haben, bieten sich Bücher über Physiognomie an. Denn die Form des Gesichtes, die der Stirn und des Kinns verraten sehr deutlich, ob ein Mensch zur Sanftheit oder zur Gewalttätigkeit neigt. Unsere Abneigung gegen eine Sache oder einen Menschen zeigt sich im Gesicht. Man bemüht sich, keine Miene zu verziehen, und dennoch verdüstert ein kleiner Schatten den sonst so schönen, ausgeglichenen Ausdruck des Gesichtes.

Aber gerade dieser Schatten, der ja nicht durch die äußere Lichteinwirkung hervorgerufen wird, verfinstert uns – es ist das Wegnehmen des inneren Lichtes, wenn wir es so bezeichnen wollen.

In China wird Kindern heute noch beigebracht, wie man Gefühle unter Kontrolle hält! Denn jegliche Gefühlsregung spiegelt sich in der Gesichtsmuskulatur und in den Augen wider. Es eine harte Schulung des Körpers, der nur durch die Kraft des Geistes entgegengewirkt werden kann, denn nur allzu schnell entwickelt sich durch die Schulung eine innere Verhärtung, die letztlich in Gefühlskälte übergeht. So sollte es aber auf keinen Fall sein, denn nur wer gelernt hat, mit seinen eigenen Gefühlen umzugehen, kann sich anderen Menschen und sich selbst gegenüber einfühlend verhalten und seine Feinfühligkeit entwickeln, um auch jene feinsten Regungen wahrnehmen zu können, die sich weit über denen der Alltagsgedanken befinden.

So ist das Gesicht ein Ausdrucksbarometer unserer Stimmungen. Damit eine Gleichmäßigkeit entstehen kann, heißt es: »Arbeite an Dir, lerne Gelassenheit zu entwickeln, nimm Anteil an Deiner Umwelt, aber laß Dich von ihr nicht beeindrucken, sondern laß Deinen Ausdruck so nach außen treten, daß jeder, der Dir begegnet, ohne dabei einen Druck zu verspüren, von Dir begeistert ist: Dann bist Du auf dem Weg, gelassen zu sein ... aber nicht gleichgültig oder gefühlskalt!«

Ein liebender, verliebter Mensch trägt ganz offen seinen Zustand durch die Welt, er ist ihm von seinem Gesicht abzulesen.

Ein trauriger, von Kummer erfüllter Mensch kann seine Stimmung genausowenig verbergen – es steht ihm im Gesicht geschrieben. Aber nicht nur das Gesicht, der ganze Körper, seine Haltung, spiegeln seinen inneren Zustand wider.

Es liegt an uns, was der Spiegel letztlich zeigt, aber mit einer Tablette ist mit Sicherheit keine Änderung erreichbar, sondern nur mit dem Arbeitseinsatz an sich selber!

Betrachten wir einige Sprichwörter: *Das Gesicht wahren. Das Gesicht nicht verlieren. Wie ein Schlag ins Gesicht. Ein finsteres Gesicht. Ein ehrliches Gesicht. Es steht Dir im Gesicht geschrieben. Mach nicht so ein trauriges Gesicht. Gute Miene zu bösem Spiel machen.*

MEIN GESICHT

ist einzigartig, ich bin individuell.

Frage Dich:
Wo liegen meine Schwierigkeiten?
Was kann ich an meiner Einstellung verbessern?
Was kann ich an meinem Verhalten verändern?

Ich sage ja zu mir:
Ich erkenne mich und bekenne mich zu mir selbst:
Ich nehme mich so an, wie ich bin!
Ich bin schöpferisch tätig und erkenne mich im anderen.
Ich vertraue der Weisheit meines Körpers, meiner Seele, meiner Gottgegenwart.

Die geistigen Entsprechungen:
+ Ausdrucksbarometer; Schönheit; Ausgeglichenheit; Individualität;
− Verzerrungen
− Emotionales und mentales Spannungsfeld mit der entsprechenden Einschränkung
− Individualität kann sich nicht ausdrücken

Was Du für Dich tun kannst:
* Entspannungsübungen
* Pflege von innen und außen
* Blütenessenzen
* Loslassen
* Sich selbst befreien von Irrtümern

Die Haare

Wir tragen nicht nur eine wunderbare Haarpracht als Frisur zur Schau, sondern sind auch an allen empfindlichen Körperstellen behaart: Kopfhaare, Achselhaare, Schamhaare, Beinhaare, Brusthaare, Barthaare, Flaumhaare. Augenbrauen, Wimpern und Flimmerhärchen! Hat ein Mensch eine sehr starke, auffällige Körperbehaarung, so sprechen wir von einem dichten Pelz. Ist er nicht so leicht aus der Fassung zu bringen, hängen wir ihm ein dickes Fell an.

Die gesamte Körperbehaarung hat sich im Laufe der Entwicklungsgeschichte der heutigen menschlichen Gestalt angepaßt und ist mit der Veränderung der Hormonlage zurückgetreten.

Es gab Zeiten, da galt das Kopfhaar als sichtbares Zeichen für Wohlstand, sowohl beim Mann als auch bei der Frau. Man war der Auffassung, je länger die Haare eines Mannes, um so stärker wäre er als Krieger und als Mann. Je lockiger und länger die Haare einer Frau, um so weiblicher und anschmiegsamer wurde sie eingeschätzt und angesehen.

Das Haarkleid stellt einen Schutz für die Haut dar und seine Qualität und Quantität ist abhängig vom Hormonhaushalt. In erster Linie aber sind unsere Haare wie Antennen.

Wie beim Tier sträuben sich uns die Nackenhaare bei uns unangenehmen, unheimlichen Ereignissen. Die Haare stehen uns zu Berge, wenn uns der Schreck durchzuckt. Aber die Haare signalisieren auch den Aspekt der Liebe. Sie nehmen sogar geistige Berührungen wahr und leiten sie sofort weiter.

Genauso wie beim Tierpelz läßt sich beim Menschen am Glanz der Haare eine Gesundheitsanalyse vollziehen. Heute ist es jedoch schwierig geworden, aufgrund der optischen Erscheinung zu urteilen: denn die Haarkosmetik (zum Beispiel Haarspray, Dauerwelle, Färbung) vertuscht die ursprünglichen Zustände.

Jedoch fühlt sich das Haar bei jeglicher Gesundheitsstörung schlaff an. Es läßt sich nicht gut in Form bringen oder stellt sich widerborstig und widerspenstig auf. In so einem Fall sollten wir uns ernsthaft fragen: Sind wir es nicht auch?

Aus einem äußerlichen Schönheitsbedrüfnis heraus lassen wir Haare fallen, entfernen uns dabei unzählige kleine Außensensoren, die sich bemühen, ihrer Funktion nachzukommen und ständig nachwachsen – bis sich ihr Potential erschöpft und der Haarwuchs spärlich wird.

Ebenso kann es passieren, daß ein Mensch bei Schockeinwirkung, bei

Schreck oder Angst, innerhalb sehr kurzer Zeit ergraut, weißhaarig wird oder daß ihm die Haare ausfallen. Vor Schrecken ergraut heißt aber auch, es graut mir – Angst ist im Spiel. Angst engt ein! Nicht nur die Fähigkeit zu denken, zu fühlen, zu handeln verzerrt sich, sie engt auch die Gefäße ein, so daß die Versorgung der Haarwurzelkanäle nicht mehr oder nur noch in geringem Maße stattfinden kann.

Bei einem Autounfall – Totalschaden ohne Verletzte – bekam zum Beispiel ein Vater, welcher das Auto lenkte, einen Schreck, der ihm durch Mark und Bein ging, denn er suchte sein Kind, das durch den Aufprall aus dem Auto geschleudert wurde, unter dem Wagen. Dieser Schock und die Angst, etwas verloren zu haben, ließen den Mann innerhalb weniger Stunden ergrauen, weiß werden, obwohl das Kind unverletzt geblieben war.

Die Haare fallen aus, wenn im wahrsten Sinne des Wortes in uns etwas ausfällt, ausfällig wird oder auffällt, die Verhaltensweise im mentalen Bereich in irgendeiner Stituation ausfällig geworden ist.

Es kommt immer häufiger vor, daß schon junge Menschen über Haarausfall klagen. Nimmt man ihre Probleme dann unter die Lupe, so stellt sich heraus, daß sie Schwierigkeiten des Alltags, die Anforderungen nicht richtig einschätzen können. Einem Druck, der sich aus schulischer, beruflicher, familiärer oder körperlicher Situation ergibt, wird oftmals mit einem auffälligen Oppositionsverhalten begegnet. Man sträubt sich, will sich auch nicht anpassen oder ein- beziehungsweise unterordnen. Aus diesen Verhaltenszügen ergeben sich auch die verschiedensten offensichtlich zur Schau getragenen Haartrachten! Wäre sie nicht mit dem »was tu ich dagegen«, sondern mit dem »was kann ich dafür tun und verbessern« beschäftigt, dann könnten die feinen Regionen der Antennen wieder ihre Funktion aufnehmen.

Auch das durch Krankheit bedingt ausfallende Haar zeugt von einem Fehlverhalten. Die Kettenreaktion erscheint fast endlos … ein destruktiver Gedankengang, ein Muster der Verzerrung, entsprechende Fehlinformationen, gestörter Mineralhaushalt, gestörte Hormonausschüttungen – und das Störfeld ist komplett!

Die Anhänger vieler religiöser Vereinigungen lassen sich die Kopfhaare entfernen, wie dies zum Beispiel auch die Buddhisten tun. Hinter dem kahlgeschorenen Schädel steht der religiöse Hintergrund, das Symbol: sich voll und ganz, mit Haut und Haaren dem Höheren anzuvertrauen und sich von der Materie loszulösen.

Werde gewahr, wer Du bist und was Du bist und steh zu dem, wie Du bist.

Laß alles los, was Dich belastet. Versuche nicht, alles mit dem Kopf zu lösen. Laß Dein Herz mitdenken.

Betrachten wir einige Sprichwörter: *Mir stehen die Haare zu Berge. Das ist eine haarige Angelegenheit. Man hat Haare gelassen. Sie hat Haare auf den Zähnen.*

MEINE HAARE

sind wie Sensoren, ich kann mit ihnen vieles erspüren und erfühlen.

Frage Dich:
Wo liegen meine Schwierigkeiten?
Was kann ich an meiner Einstellung verbessern?
Was kann ich an meinem Verhalten verändern?

Ich sage ja zu mir:
Ich lasse mich tragen vom Strom meiner göttlichen Gegenwart; vom Strom des Lebens. Voller Vertrauen stehe ich im Augenblick meines Daseins!

Die geistigen Entsprechungen:
+ Sensoren, Antennen (wie ein Frühwarnsystem)
– Ausfall, Ausfälligkeit, Auffälligkeit
– Haarausfall = Vorfall im Mentalen, die Spannung blockiert,
– Man kann sich nicht fallenlassen

Was Du für Dich tun kannst:
* Haarpackungen (z. B. mit Olivenöl)
* Steine zum Tragen: Onyx, Baumquarz

Der Hals (und die Mandeln)

Der Hals stellt das Verbindungsstück, den Verbindungskanal zwischen Kopf und Körper dar. Auf diesem schmalen Zwischenstück balancieren wir ein enormes Gewicht, unser Haupt.

Was hat uns der Hals zu sagen? Bei unguten und unerwarteten Situationen schnürt es uns die Kehle zu, oder wir haben vor lauter Angst einen Kloß im Hals, und unser Herz spüren wir im Hals klopfen.

Das stützende Element des Halses ist die Wirbelsäule, sie erlaubt es uns, unseren Kopf aufrecht zu halten. »Mußt Du immer Deinen Kopf für andere hinhalten«, macht uns deutlich, daß es uns oftmals leichter fällt, uns für die Belange anderer einzusetzen als den eigenen Unzulänglichkeiten zu begegnen.

Wenn wir eine starke Ablehnung gegen eine Speise oder ein Medikament haben, dann stellen sich Schluckprobleme ein, und es ist, als wäre die Speiseröhre verschlossen. Er sitzt im Hals – der bewußte Knödel –, und es liegt an uns, herauszufinden, wie dieser Knödel heißt. Hat er den Namen Angst, Abneigung oder Unsicherheit? Ein Mensch, der nicht abgeneigt ist, zu lernen, zu probieren, zu experimentieren, und einer Sache nicht gleich von vornherein mit dem Argument »ich kann nicht, ich will nicht …« begegnet, der wird auch keine Verkrampfung im Halsbereich verspüren, er wird sich sicher in seinen Gedanken und Gefühlen und in seiner Lebenseinstellung und seinen Anschauungen fühlen. Denn Sicherheit und Erkenntnis geben dem Hals die nötige Kraft, den Kopf gerade zu tragen, und die Balance stimmt. Halsstarrig wird nur der, der eine starre innere Haltung eingenommen hat und nicht bereit ist, von ihr abzurücken. Dieser Zustand kann sehr schmerzhaft werden und dazu führen, daß dem betreffenden Menschen eine Halskrause umgelegt werden muß. Zwangsweise wird der Kopf dann gerade und der Hals gestreckt gehalten. Gezwungenermaßen ergeben sich dadurch neue An- und Aussichten, die dazu führen können, da sich die innere Starre löst und die ursprüngliche Beweglichkeit wieder entsteht. Wir sollten uns bewußt sein, daß nicht die zugige Luft bei geöffneten Fenstern der Auslöser der Schmerzen ist, sondern daß es die kleinen, aber zahlreichen Fehlhaltungen sind, die sich in dieser Form durch unseren Körper mitteilen.

Betrachten wir einige Sprichwörter: *Halsstarrig sein. Einen Kloß im Hals haben. Das Herz klopft mir bis zum Hals. Er kann den Hals nicht voll kriegen. Sie riskieren Kopf und Kragen.*

MEIN HALS

verbindet meinen Kopf mit meinem Körper. Aus dem Kopfbereich, über den Mund, durch die Speiseröhre, über den Hals, gelangt die Nahrung in den unteren Körperbereich, in den Magen. Mein Hals verbindet oben und unten!

Frage Dich:
Wo liegen meine Schwierigkeiten?
Was kann ich an meiner Einstellung verbessern?
Was kann ich an meinem Verhalten verändern?
Ich frage mich: Bin ich halsstarrig?
Warum bin ich so unnachgiebig?

Ich sage ja zu mir:
Voller Vertrauen stehe ich im Augenblick meines Lebens!
Ich lasse mich tragen vom Strom meiner göttlichen Gegenwart!

Die geistigen Entsprechungen:
+ Sicherheit
+ Ausgewogenheit
+ Ballance
+ Bedächtig sein
− Unsicherheit
− Überängstlichkeit
− Erhöhter Druck = Ausdrucksform = Nachdruck
− Man fühlt sich schnell durch Äußerlichkeiten bedrängt oder erdrückt

Was Du für Dich tun kannst:
* bei Beschwerden, die im Halsbereich auftreten:
  Halswickel mit Olivenöl (wie bei Mandeln)

filtern die über die Atmungsorgane hereinströmende Luft und versuchen so, Bakterien auf dem Weg in meinen Körper aufzuhalten. Sie gehören zum Lymphgewebe und befinden sich als stark ausgeprägte lymphoide Organe am Eingang der oberen Luftwege!

Frage Dich:
Wo liegen meine Schwierigkeiten?
Was kann ich an meiner Einstellung verbessern?
Was kann ich an meinem Verhalten verändern?

Ich sage ja zu mir:
Mein Körper ist mein Tempel!
Ich tue alles, damit er sauber ist und bleibt!
Gedanken, die mich hindern, verändere ich, bis sie mich erheben!
Gefühle, die mich binden, erweitere ich in Gefühle, die mich mit allem verbinden!

Die geistigen Entsprechungen:
+ Freigeben
+ Loslassen
+ Filter (geistig wie physisch)
– Energiestau
– Emotionen
– Ungelöste Probleme, die zu einer Zündung = Mandelentzündung führen können
– Schmerzhafte Erfahrungen, etwas freigeben zu müssen
– Zuviel »Dampf« vom Ego

Was Du für Dich tun kannst:
* Halswickel mit Olivenöl: Einen getränkten Baumwollschal in eine Plastiktüte stecken und in heißes Wasser legen, bis sich das getränkte Tuch erwärmt hat. Über Nacht den Wickel machen und am Morgen gut abwaschen.
* Mineralsalze: Die »Heiße 7« von Dr. Schüssler, in einem Glas mit heißem Wasser auflösen (je nach Bedarf 7-20 Stück)

Die Haut

Die meisten von uns sind sich nicht der Tatsache bewußt, daß die Haut das größte Organ des Menschen ist.

Jenen Hautbereichen, die nicht mit Kleidung bedeckt sind, schenkte der Mensch schon immer mehr Aufmerksamkeit, als den Teilen, die wir normalerweise mit Stoff verhüllen, obwohl die Haut in ihrer Gesamtheit mehr Beachtung verdienen würde. Gott sei Dank ist die Pflege des gesamten Körpers seit einigen Jahren wieder mehr »in«.

Unsere Haut ist unser größtes Kontakt-, Sexual- und Ausscheidungsorgan, außerdem ist sie auch noch an der Atmung beteiligt. Die Hauptatmung erfolgt zwar über die Lunge, aber wir nehmen durch jede Pore der Haut zusätzlich Sauerstoff auf. Die Atmungsaktivität der Hautoberfläche ist dabei so gewaltig, daß, würden wir die gesamte Körperfläche mit Goldbronze bemalen und dabei nur einen Quadratzentimeter freilassen, sie immer noch ihre Aufgabe wahrnehmen könnte. Nur bei vollständiger Bedeckung würde der Mensch ersticken. Hätten wir nicht die Haut, die unsere Organe umhüllt, wären wir gänzlich ungeschützt, denn sie ist auch das zusammenhaltende und das abgrenzende Organ.

Wir nehmen über die Haut Stoffe auf und geben Stoffe, die ein »Zuviel« für den Körper bedeuten, über den Schweiß wieder ab. Dabei läßt sich jeder Gesundheitszustand über die jeweilige »Duftnote« wahrnehmen, die durch die Hautausscheidung nach außen tritt. Wir versuchen, unangenehme Ausdünstungen mit kosmetischen Wässerchen zu überdecken. Von Natur aus hat aber jeder Mensch seinen ureigenen Geruch – wir brauchen dabei nur an Babys zu denken, die einen zarten, lieblichen Duft über ihre Haut ausströmen, obwohl sie nicht parfümiert werden.

Erst durch die Nahrung, die wir zu uns nehmen, verändert sich der normale Duftzustand, denn die Gase der Gärungsprozesse, die in unserem Körperinneren stattfinden, entweichen über die feinen Hautkanäle, die Poren.

Die Haut stellt auch einen Schutz dar – durch den Feuchtigkeitsgehalt der Haut, gespeichert in ihren Schweißdrüsen, wirkt sie als Wärmeregulierer. Und zugleich ist sie auch unser größtes Sexualorgan: Die erogenen Zonen, die sich über den gesamten Körper verteilen, demonstrieren die fantastische Zusammenarbeit des Gehirns mit der Haut. Durch diesen Funktionskreis wird sie zum Sinnes-, zum Wahrnehmungsorgan, und die feinen Hauthärchen signalisieren alles, was durch die Berührung des Partners mitströmt – Liebe oder Forderung –, leiten die so empfangene Botschaft weiter zur Gehirnzentrale und melden dort, ob die Berührung unangenehm empfunden und somit abgelehnt wird.

Alle Ableitungen über die Haut stellen eine ganz normale Befreiung innerer Zustände dar. Der Hautausschlag, der Schlag nach außen spiegelt ein Zuviel im Inneren des Menschen wider und beginnt sich als Allergie, als ein Juckreiz oder eine Hautflechte kundzutun.

Bei der Deutung der jeweiligen Symptome sollten wir stets darauf achten, in welcher Körperregion sie sich manifestiert hat, um zusätzliche Hinweise zu erhalten.

Die sogenannten Kinderkrankheiten wie Masern, Röteln, Windpocken und Scharlach sind im Grunde genommen lediglich Übersäuerungszustände, die durch die Haut nach außen treten. Wäre die Ansteckungsgefahr hundertprozentig, dann müßten sich alle Kinder, die mit Kranken in Berührung kommen, infizieren. Aber nur jene nehmen die Erreger auf, die in sich den Nährboden des »ich bin sauer, ich will nicht, ich lehne mich auf« gelegt haben. Ich bin mir darüber im klaren, daß dies der schulmedizinischen Auffassung widerspricht, aber die praktische Erfahrung hat eindeutig gezeigt, daß die Ansteckungsbereitschaft der Kinder mit dieser inneren Einstellung wesentlich höher ist.

Genauso erstaunlich ist es, daß Frauen und Männer, die sich im »Wechsel« befinden, eine größere Bereitschaft für Flechten und Hautausschläge zeigen. Die weit verbreitete Schuppenflechte, die wegen des mit ihr einhergehenden Juckreizes so unangenehm ist, stellt eine Abgrenzung zur Umwelt dar. Die Haut schuppt sich. Unbewußt wehrt man sich gegen eine Beeinflussung von außen. Es bedeutet Angst und Unsicherheit, und zwar vor einem neuen Lebensabschnitt.

Oft genug betonen wir, es sei »zum-aus-der-Haut-Fahren«. Ein Zustand, mit dem man nicht so leicht fertig wird, der die momentane Einengung und Machtlosigkeit bewußt macht. In der Siegfried-Sage wird von der verwundbaren Stelle auf der Haut gesprochen. Nachdem Siegfried mit dem Drachen gekämpft und ihn getötet hat, steigt er in das Blut des Drachens und badet in ihm, um unverwundbar zu werden. Ein Eichenblatt fällt ihm dabei auf den Rücken, genau zwischen die Schulterblätter, und das ist die Stelle, an der er verwundbar bleibt.

Wenn wir das Sagenhafte umsetzen, dann haben wir die Geschichte eines Eingeweihten vor uns, der Sieg und Frieden errungen hat, indem er mit den Kräften der Natur umzugehen gelernt hat. Die Kraft des Drachens als Ursymbol gab ihm die Stärke und die Unverwundbarkeit; solange er sich seiner Würde, seiner Lebensqualität bewußt ist, ist er unbesiegbar. Die Herausforderung zu jagen läßt ihn seine Verwundbarkeit erkennen – das Blatt der Eiche stellt zugleich die stärkere beschützende Kraft des Geistes dar. Diese Hautstelle ist somit ein »lockerer« Angriffspunkt, weil er in der Tiefe seines Herzens in die Materie, die Jagd, hineingerutscht ist. Im übertragenen Sinne wirkt die Panzerung des Drachens wie ein schützendes Schild für den Menschen.

An der Haut läßt sich auch erkennen, wie sich jemand emotional ansprechen läßt. Vor Schreck werden wir weiß wie eine Wand, vor Scham werden wir rot wie eine Tomate. Haben wir zuviel Säure, so juckt einem das Fell. Juckt es einmal, so sind bestimmt Reizfelder vorhanden, und jeder Reiz hat uns etwas zu sagen. Sollten wir vielleicht etwas übersehen haben?

Solange etwas nicht richtiggestellt ist, fühlt man sich kribbelig oder aufgekratzt. Sind Allergien gegen bestimmte Nahrungsmittel vorhanden, können diese ebenfalls zu einem Hautausschlag führen. Es gibt Leute, die überzeugt davon sind, daß sie die Berührung mit der Haut eines Pfirsichs nicht vertragen, auch wenn es sich um ein naturbelassenes, ungespritztes Stück Obst handelt. Und prompt folgen auch rote Flecken und dergleichen. Schuld ist aber nicht der Pfirsich, sondern es zeigen sich nur Reaktionen der eigenen, abgelehnten Haut. Darüber sollte man nachdenken.

Allergien können sogar zu Erstickungsanfällen führen. Dazu kann es kommen, wenn sehr viel unterschwellige Ablehnung gegen die eigene Haut mitschwingt. Dahinter steht die Prägung in der Pränatalen Phase, was einen Ursprung in den sehr frühen Entwicklungswochen des Embryos hat!

Eines ist sicher: Jeder aggressive oder unterdrückte Zustand, jede gedankliche, gefühlsmäßige Belastung, beginnt, wenn das Maß voll ist, nach außen zu schießen: Allergien, Eiterpusteln, Akne, Juckreiz, Flechten, Verhornungen und Dermatosen entstehen. Bei den verschiedenen Allergieformen, die eine Hautreizung deutlich zeigen, kann es die unterschiedlichsten Ursachen geben. Es können bei Jugendlichen, die als Kleinkind keinerlei allergische Anzeichen zeigten, Rötungen der Haut sowie der Augen auftreten, wenn sie mit Hasen und Meerschweinchen umgehen. Genausogut können einige Jahre später wieder keine Reaktionen mehr auf diese Tiere erfolgen. Es ist nicht die Abwehr gegen ein Tier, es ist eine Mangelerscheinung im Bereich der Liebe, der Erfüllung, des Geliebtwerdens. Kinder bekommen oft Tiere geschenkt, leider zu oft als Ersatz für Liebe, die man meint, aus Zeitmangel nicht geben zu können. Weder dem Kind noch den Eltern sind diese Reaktionen bewußt. Erst viel später, wenn diese Beziehungen sich verändern, kommen die Dinge dann zur Sprache.

Haut und Nerven kommen sich in ihrer Aussage sehr nahe. Hat ein Mensch die Ruhe, ist er gelassen, dann sagt man: »Deine Nerven möchte ich haben«, oder: »Du hast eine Haut wie ein Elefant«. Ist er leicht aus der

Fassung zu bringen und sehr kribbelig, sagt man: »Du mußt mal was für deine Nerven tun«, oder: »Du hast eine Haut wie ein Fisch!«

Die Veränderungen der Hautfarbe lassen eindeutig auf den Gesundheitszustand schließen; weiß vor Schreck, rot vor Scham, gelb vor Ärger (Gelbsucht), grün vor (zuviel?) Galle! Vor Angst schwitzen wir, und die Haut läßt tief blicken. So hinterlassen die inneren Zustände ihre Furchen genau dort, wo man sie nicht haben will, weil es alle sehen können – im Gesicht. So möchte der Mensch schön sein, schöner aussehen, als er ist. Eine Schönheitsoperation beseitigt so manches Fältchen und steigert sogar das Selbstbewußtsein, oberflächlich, aber dahinter steht eine gähnende Leere!

Es gibt keinen Menschen, der als häßlich bezeichnet werden könnte, es gibt nur Gesellschaftsspiele, die es gestatten, der Mode entsprechend dünn oder dick, groß oder klein zu sein.

Die Erkenntnis sollte in die Richtung gehen, daß Individualität wieder angenommen wird. Jeder einzelne ist eine Schönheit, ohne Wertung, ohne Maßstab. Die Haut ist ein Wunder für sich, wie auch der ganze Mensch: Eine kleine Wunde, ein Schnitt, und die Haut wächst ohne fremde Hilfe wieder zusammen. Nach kurzer Zeit ist keine Narbe mehr zu sehen. Damit dieser gewaltige Selbstheilungsprozeß einsetzen kann, muß sich der Mensch mit dem Leben verbinden. Nicht mehr dagegen, sondern im Einklang mit dem Leben, mit dem Partner, mit der Liebe stehen. Ein Mensch, der liebt, bekommt eine glatte, samtweiche Haut. Er strahlt durch jede Faser seines Körpers diesen Zustand nach außen aus.

Nimm Dich an, so wie Du bist: liebenswert und schön.
Dein Körper wird durch Deine Haut zusammengehalten.
Dein Ausdrucksmittel Körper wird durch Deine Haut geschützt und abgegrenzt. Lerne zu lieben: Das, was Du bist, das, was Du hast. Denk, fühl und stell Dir vor: *Ich bin ein schöner, liebenswerter Mensch.*
Ich liebe meinen Körper, und ich danke dafür. Denn nur durch ihn ist es mir möglich, mich in dieser Welt zum Ausdruck zu bringen!

Was Du immer tun kannst, benutze Deine Hände, sie sind Deine Werkzeuge. Lege Deine Hände sanft und bewußt auf die Hautstelle (z. B. Ekzem). Vertrau auf die Heilkraft Deiner göttlichen Gegenwart, die Selbstheilungskräften Deines Körpers. Laß die Heilkräfte durch Dich, Deine Hände, strömen. Stell es Dir vor, sei Dir dabei bewußt, daß jede geschädigte Stelle durchlichtet, mit Energie versorgt wird und wieder regeneriert.

Stell Dir vor, wie Deine Haut gut durchblutet und voll elastisch ist. Laß es immer wieder in Dir wirksam werden und vertraue Dir! Vertraue Deinem Körper, Deiner göttlichen Natur!

Betrachten wir einige Sprichwörter: *Es ist zum aus-der-Haut-Fahren. Mir juckt das Fell. Du bist noch mal mit heiler Haut davongekommen. Ein dickes Fell. Du hast eine Haut wie ein Elefant. Dickhäutig, dickfellig sein.*

Sie hält meinen ganzen Körper zusammen, sie schützt mich. Alles, was sich in mir, als ein Zuviel angesammelt hat, kann sich über meine Haut nach außen ableiten!

Frage Dich:
Wo liegen meine Schwierigkeiten?
Was kann ich an meinem Verhalten verbessern?
Was kann ich an meiner Einstellung verändern?

Ich sage ja zu mir:
Ich erlebe mich mit Freude, ich nehme mich an, so wie ich bin.

Die geistigen Entsprechungen:
+ Sicherheit
+ Bewußtsein
+ Zärtlichkeit, Liebe
– Abgrenzung, Isolierung, Kontaktschwierigkeiten
– Aggressionen (innere Zündstoffe, die einen Weg nach außen suchen)

Was Du für Dich tun kannst:
* Tee zur Reinigung (Zinnkraut), zur Entwässerung, zur Entschlakkung (Brennessel)
* Kurzzeitige Fastentage mit Kräutertees
* Nahrungsumstellung (zur Ernährung siehe Seite ??)
* Spaziergänge, Schwimmen
* Aufbauende Gedankenbilder
* Meditation
* Blütenessenzen (Bach-Blüten, je nach Ursache)
* Mineralsalze (z. B. Schüssler=Biochemie)
* Minerale – Steine zum Auflegen! Diese sind nicht generell zu verwenden, es ist wichtig, auf die Wurzel des Zustandes zu kommen, um dann entsprechende Steine zu nutzen. Ein Stein, der immer seine Wirkung zeigt, ist der Bergkristall. Ebenso können bei Exzemen bzw. Hautausschlägen Waschungen mit Kristallwasser gemacht werden (Aventurin, Rutil, Malachit). Über die Zubereitung des Wassers: siehe Seite 137!)

Das Herz

Seit Menschengedenken wurde das Herz als der Sitz der Götter bezeichnet. Es wurde auch als Zentrum der Lebenskraft, der Weisheit und des ewigen Lebens angesehen.

Leider ergaben sich zu späteren Zeiten aus diesen Überlieferungen Opferungsrituale, die uns heute unverständlich geworden sind. Man glaubte, daß sich durch das Herz das Göttliche, die Kraft, die Macht, zum Ausdruck brachte, und entsprechend den unterschiedlichsten Kultformen begannen sich daraus Menschenopferungen zu entwickeln. Jegliche Art einer physischen Opferung stellt jedoch einen Mißbrauch der Lebensenergie dar. Das größte Opfer, das ein Mensch erbringen kann, ist, wenn die Persönlichkeit, das Ego, lernt, sich dem Höchsten, seinem Schöpfer, unterzuordnen. Das heißt: sich nach den Lebensgesetzen zu verhalten und Körper, Seele und Geist in Einklang zu bringen.

Hierzu benötigt man nur den richtigen Schlüssel, dann öffnen sich alle Pforten. Dieser Schlüssel heißt Liebe. Liebe ist ein Wort, ein Gefühl, ein chemischer Vorgang, ein Zustand und ein Zauber, der verwandeln kann, wenn die Liebe von Herzen kommt.

Ohne das Herz können wir nicht leben – denn ohne Liebe zu leben bedeutet, ohne Licht oder Energie zu sein. Das Herz und die Liebe waren auch stets Mittelpunkt vieler Märchen, Sagen, Legenden, Mythen und Mysterien, und so wird es selbst eines der größten Mysterien bleiben. Solange es eine Menschheit gibt, bleiben das Leben, die Liebe und das Licht das größte Mysterium – bis sich der letzte Schleier lüftet und die Erkenntnis sich in jedem einzelnen offenbart. Die Stimme des Herzens erklingt ganz leise. Ist aber das Herz voll, so läuft der Mund über.

Wenn die Liebe einen Menschen erfüllt, beginnt er zu strahlen. Und wenn der Mensch gefühlskalt wird, sprechen wir gern von einem herzlosen Menschen. Sein Herz ist aber weder gebrochen, noch ist er ohne Herz. Es stimmt »nur« etwas nicht in seiner Gefühlsebene.

Das Herz befindet sich fast in der Mittellinie des Körpers, im oberen Körperraum, ein wenig links. Wir können es mit einer dynamischen Pumpstation vergleichen, mit einem nach Plan arbeitenden Trieb- oder Energiewerk. Es pumpt im Schnitt, bei normaler Körperbelastung, fünf Liter Blut pro Minute in den Kreislauf. Umgelegt auf 24 Stunden zirkulieren so etwa 7200 Liter. Unsere Herzmaschine, die »Pumpe«, wird von einem Nervenzentrum aus mit kleinen elektrischen Impulsen versorgt und gesteuert, von dem sogenannten Sinusknoten.

Da der Mensch auf alle Umweltreize sofort reagiert, ist es sehr schnell und leicht möglich, daß sich ein ansonsten normaler Herzschlag verlangsamt oder rasend wird. Streßsituationen rufen immer Überreaktionen hervor. Genußmittel im Übermaß reizen das Herz durch das »Zuviel«. Dazu zählt auch das Übergewicht. Kummer verengt das Herz, und Geiz stellt einen Mangel am Geben-Können, also einen Mangel an Liebe dar.

Wenn die normale Versorgung durch das Herz nicht mehr gewährleistet ist, egal aus welchen Gründen, entstehen Mangelerscheinungen: Mangeldurchblutung im Gehirn, der Niere und vieles mehr – ein kleiner Hexenkessel braut sich zusammen, denn der gesamte Körperhaushalt wird durcheinandergebracht, wenn auch nur ein Organ einmal nicht so arbeitet, wie es sein Grundplan vorsieht.

Menschen, die mit ihrem Gefühl der Liebe, auch im körperlichen Bereich, nicht klarkommen, beginnen jene Energie zu stauen, die eigentlich dafür da ist, weitergegeben zu werden.

Das Gesetz des geistigen Wachstums heißt: Wachsen durch Geben, Geben ist seliger denn Nehmen. Wer wirklich Liebe schenkt, aus tiefstem Herzen, zu dem wird sie tausendfach zurückströmen. Wer aber aus Berechnung gibt und sagt, »ich liebe«, der wird diesen Mangel am eigenen Leibe erspüren, weil das Herz dann nicht seinem Ruf folgen kann. Der Mensch muß lernen, was das Wort Liebe heißt, denn dieses Wort läßt sich wie ein Gummiband einige Male um unseren Globus ziehen. Jeder Mensch hat seinem Bewußtsein entsprechend eine andere Vorstellung und Wertung vom Begriff Liebe. Aber an der Liebe vorbeigehen, ohne dabei berührt zu werden, ist nicht möglich – auch wenn es einige Zeitgenossen gibt, die meinen, sie bräuchten den anderen nicht. Doch auch in ihnen ist Sehnsucht. Und selbst wenn diese oft sehr versteckt wird, sie rührt sich doch und somit auch das Herz.

Wenn es der Gefühlssphäre zu eng wird und es einem schon fast das Herz abschnürt, dann ist man der sogenannten Herzkranzgefäßverengung sehr nahe. Die Herzkranzgefäße verengen sich, sie krampfen sich zusammen, und das Herz wird schlechter mit Blut bzw. mit Sauerstoff versorgt. Dies kann ein Gefühl der Atemnot hervorrufen.

Wer ein enges Herz hat, sollte sich ernsthaft fragen: »Warum stelle ich Machtansprüche? Warum arbeitet mein Ego mit so viel Druck, mit Macht?«

Ist der Druck, der erzeugt wird, zu stark, beginnt der Blutdruck zu steigen. Das kann bis zum Herzinfarkt gehen. Die Angina pectoris verdeutlicht die Engherzigkeit.

Liebe und lebe, dann wird sich das Herz melden, mit ausgewogenen Herzschlägen, nicht zu viel und nicht zu wenig! Bewahre Dir Dein Herz auf dem rechten Fleck, liebe und lebe, diene und vergebe. Geben und

Nehmen sind große Tugenden, wenn sie im Gleichgewicht gehalten werden. Geh und fühle, erfühle und erfülle Dein Leben mit Deinem Licht, Deinem Leben, Deiner Liebe!

Schau auf das Licht, das in Dir brennt, es ist so hell und klar, es ist die Kraft, die jeder kennt. Werde Dir der Liebe gewahr! Denn Liebe und Licht sind jene elementaren Kräfte, die als Lebensgrundlage vorhanden und gegeben sind.

Wenn wir unseren Kopf, den Verstand, mit dem Herzen verbinden, dann können wir von einem Herzdenken sprechen.

Beides tragen wir in uns, und so sollten wir auch beides nutzen. Der Verstand alleine genügt nicht, um ein Leben meistern zu können, wir werden sonst zu gefühlslosen Intelligenzbestien. Nur aus dem Gefühl heraus zu leben, würde ein Dahinvegetieren bedeuten. Beides zusammen gestattet uns, zu erkennen und zu entscheiden. Denn ohne Unterscheidungsfähigkeit wäre es um das Menschengeschlecht schlecht bestellt.

Der Kopf ist das Mentale, der Gedanke, der Verstand, die Logik. Das Herz ist das Gefühlvolle, die Intuition.

Ist der Lebensrhythmus in Ordnung, so stimmt auch der Herzrhythmus! Rhythmus ist Leben und Bewegung, ist Musik – eine Schöpfungsmelodie: Das Lied der Liebe, das nie vergeht, sich aber dennoch vollendet.

Wird der selbständige Herzrhythmus durch Fehlinformation unterbrochen und in der Folge ein Herzschrittmacher eingesetzt, so sollte man sich darüber im klaren sein, daß eine Lebensverlängerung eine Chance bedeutet, um das Leben der Liebe zu nutzen, denn sonst bringt die künstliche Verlängerung nur Schmerz und Leid. Nur die Erkenntnis »Ich lebe, ich liebe« kann verändern.

Betrachten wir einige Sprichwörter: *Das Herz hüpft mir vor Freude. Es schnürt mir das Herz vor Schmerz zu. Mir rast das Herz bis zum Hals. Es liegt mir sehr am Herzen. Man nimmt sich etwas zu Herzen. Du hast das Herz am rechten Fleck. Mir rutscht das Herz vor Angst in die Hose. Ihre Herzen finden zusammen. Sie hat ein gebrochenes Herz. Hör auf die Stimme deines Herzens. Er hat ein Herz aus Stein. Sie hat ihr Herz verloren. Weitherzig. Engherzig. Hartherzig. Halbherzig. Herzlos oder herzlich sein. Nimm dir ein Herz. Mein Herz blutet.*

arbeitet unermüdlich, wie eine Pumpstation. Mein Energiewerk pumpt im Schnitt, bei normaler Körperleistung, ca. 5 Liter Blut pro Minute in meinen Kreislauf. Umgelegt auf 24 Std. laufen ca. 7200 Liter durch!

Frage Dich:
Wo liegen meine Schwierigkeiten?
Was kann ich an meiner Einstellung verbessern?
Was kann ich an meinem Verhalten verändern?
Bin ich kaltherzig?
Was versage ich mir?

Ich sage ja zu mir:
Mein Herz ist erfüllt von einem unendlichen Kraftstrom der Liebe; meine Liebe ist so stark, das ich allem Leben vergeben kann und es segne!

Die geistigen Entsprechungen:
+ Mitgefühl, Liebe, unpersönliche Liebe
+ Einfühlungsvermögen
+ Trost, Hoffnung, Vergebung
– Engherzigkeit
– Lieblosigkeit, Verhärtung

Was Du für Dich tun kannst:
* Minerale: Steine zum Tragen: ein sanfter Heilstein für die erwachende Liebe ist der Rosenquarz.
  Für stärkendes Herzwasser: Rubinwasser 3 x tägl. 4 Tropfen
  Für Herzensweite: Rosenquarzwasser 3 x tägl. 4 Tropfen
* Duft: Rosen-Fresien als Duft und als Pflanze
* Tee: Weißdorntee (Blüten und Blätter)
* Vorstellungsübungen im Sitzen: Entspanne Dich, atme ruhig, lege Deine rechte Hand auf Dein Herz, halte die linke Hand mit geöffneter Handfläche und lege sie locker auf Deine Oberschenkel. Stell Dir vor und erfühle es, wie die Wärme Deiner Hände Dein Herz durchströmt. Sei Dir bewußt, daß es ein göttlicher Heilstrom ist, der so Dein Herz berührt, es öffnet, um Liebe aufnehmen zu können und um Liebe zu verschenken.

Die Knochen

Das Skelett stellt den Halt dar, der dafür sorgt, daß der Mensch aufrecht gehen kann und nicht wie ein Kartenhaus in sich zusammenfällt. Das Knochengerüst des menschlichen Körpers beginnt sich bereits in der vierten Woche des embryonalen Zustandes, in Form von Wirbeln, Knorpeln und Knorpelgeweben, die sich allmählich zu Skelett und Knochengerüst mit den notwendigen Muskeln, Nerven, und Sehnen ausbilden, zu entwickeln!

Der menschliche Körper besteht aus ca. 245 Einzelknochen, die über Gelenke beweglich verbunden sind. Der stärkste davon ist der Oberschenkelknochen. Er ist ein Röhrenknochen, in welchem das Knochenmark, wie das Rückenmark in der Wirbelsäule, eine große Rolle spielt. Es ist Träger der Lebenskraft.

Wie stark ein Körper trainiert werden kann, wissen wir vom Hochleistungssport. Durch gezieltes Training beginnen sich Muskeln, Sehnen und Knochen zu verändern. Auch die Beanspruchbarkeit der Wirbelsäule wird gesteigert, denn ein Speerwerfer benötigt zum Beispiel eine besonders bewegliche Lendenwirbelsäule, ohne die er nicht die Bogenspannung seines Körpers herbeiführen könnte.

Sportler, die immer wieder hohen Sprungbelastungen ausgesetzt sind, stärken ihre Hüft- und Sprunggelenke so, daß sie höhere Belastungen besser aushalten können.

Turner am Reck benötigen eine besondere Elastizität und Mobilität des Schultergelenkes. Der gesamte Bewegungsapparat besteht aus Knochen, Gelenken, Muskeln, Sehnen, Bändern und Nerven, und der Mensch muß lernen, wie sie am besten zusammenarbeiten, auch unter höchstem Einsatz, aber unter Beachtung der Grenzen der physischen Belastbarkeit.

Herrscht eine Unstimmigkeit zwischen Geist und Körper, ist es nicht möglich, Erfolge zu erlangen. Aber das Ziel, gewinnen zu wollen, zu siegen, motiviert. Dieselben Bemühungen sollten in uns allen stattfinden. Nicht nur der Sieg im Weitsprung, sondern der Sieg in uns selbst sollte das Ziel sein.

Auch die Knochen sind Teile des Ganzen. Jede Verhärtung, Verklemmung oder Druckbelastung, jede Erstarrung läßt auch unsere Knochen reagieren.

Verkalkung oder Erweichung sind Symptome, die nicht der Mitte entsprechen. Ist die Erstarrung, das einseitige ich-bezogene Verhalten überwiegend, wird es sich sehr oft als Ablagerung, als Verkalkung kundtun.

Eine Knochenerweichung dagegen zeigt, daß ein Mensch weit ab von dem steht, was er als sich selbst bezeichnet. Er verliert immer mehr seinen inneren Halt, wird durch die Zersetzung vollkommen haltlos. Die Stärkung könnte hervorgerufen werden, wenn er sich wieder mit einer positiven lebenserfüllenden Sache beschäftigen würde! Alles, was erstarrt, wird auch irgendwann brüchig. Ein Bruch bedeutet, getrennt zu sein vom eigenen Lebenspotential. So symbolisieren unsere Knochen auch unsere seelische Stabilität.

Deine Seele möchte dem inneren Klang der Vollkommenheit folgen. Dein Körper muß lernen zu lauschen, damit sich die Melodie in Deinem Körper offenbaren kann.

Laß Dein Vertrauen auf Deine göttliche Führung wachsen! Sie gibt Dir Halt, um sicher durch Dein Leben zu gehen. Fühle dich verbunden mit dem Leben und erkenne das Licht in allem!

MEINE KNOCHEN

stellen das innere Gerüst dar, denn ohne sie hätte ich keinen Halt. Mein Körper besteht aus 245 Einzelknochen, die über meine Gelenke beweglich miteinander verbunden sind.

Frage Dich:
Wo liegen meine Schwierigkeiten?
Was kann ich an meiner Einstellung verbessern?
Was kann ich an meinem Verhalten verändern?

Ich sage ja zu mir:
Ich fühle mich gekräftigt durch die Liebe, die mir Sicherheit und Halt verleiht!

Die geistigen Entsprechungen:
+ Halt
+ Festigkeit
– Verhärtung, Steifheit
– Starres und stures Verhalten
– Isolation

Was Du für Dich tun kannst:
* Minerale – Steine zum Tragen: Calcit-Gold
            Steine zum Auflegen: Heliotrop
            Steine als Wasser: Gold

Der Kopf

Aus der Fußreflexzonentherapie ist uns bekannt, daß die große Zehe dem Kopfbereich entspricht. Umgesetzt heißt dies: »Wie oben so unten.«

Das oberste sichtbare Organ korrespondiert mit dem untersten. Ist ein Mensch kopf-los, so rennt er wie von Sinnen ziellos umher. Es heißt nicht umsonst: Bewahre Dir einen klaren, kühlen Kopf. Also achte auf Deine Gedanken, sei wachsam, achte auf Deine Sinne.

Man muß nicht mit dem Kopf durch die Wand gehen, um zu beweisen, daß man im Recht ist, denn stures und unnachgiebiges Verhalten läßt auf Kopflastigkeit schließen. Sei kein Dickkopf. Damit Du nicht zu sagen brauchst: »Mir brummt der Schädel.« Versuche es lieber einmal mit Balance! Denn nur wer Ausgeglichenheit entwickelt hat, kann gleichermaßen nach oben wie nach unten wirken.

Ist ein ausgeglichenes, ausgewogenes Verhalten zwischen dem Geistigen und dem Physischen vorhanden, ist auch das Verhältnis zum und im Körper harmonisch! Denn nicht nur das, was uns aus dem Spiegel entgegenschaut, möchte gepflegt werden, sondern der gesamte Körper.

Alles, was im gedanklichen und gefühlsmäßigen Bereich Unstimmigkeiten erzeugt, läßt den Menschen im wahrsten Sinne des Wortes als verklemmt erscheinen. Das wiederum hat zur Folge, daß sich im physischen Bereich Widerspiegelungen dieser unausgeglichenen Zustände ergeben. Verschiebungen und Verklemmungen werden hervorgerufen und zeigen sich in den verschiedenen Körperregionen als Spannungszonen.

Aber egal, aus welchem Körperteil das Signal kommt, wir selbst sind diejenigen, die es verursacht haben: Nicht das Wetter ist schuld an Kopfschmerz oder Migräne, denn hätten wir nicht in unserem Körper die Voraussetzungen für Stoffwechselstörungen oder vieles mehr geschaffen, dann würden wir auf das Wetter nicht »fühlig« werden!

Alles, was sich als Kopfschmerz mitteilt, vom leichtesten Druck über das Benebelt-Sein bis hin zur Migräne und zur Trigeminusentzündung stellt ein verlagertes eingefahrenes Gedankenmuster dar. Es mag sein, daß jetzt das erste große »Ja, aber« kommt. Betrachte Dich einmal sehr genau, beobachte Dich besonders, wenn Du den sogenannten Frust in Dir aufsteigen fühlst. Alle blockierten Energiestrukturen gehen in einen kurz- oder langfristigen Krampfzustand über. Lockert sich der Block, die Blockade, löst sich auch der schmerzhafte Zustand und die Energie kann fließen.

Der Kopf stellt das polare Gegenstück zur Basis dar, so befindet sich auch das Scheitelchakra am Kopf und das Wurzelchakra am Ende der Wirbelsäule. Wird die Lebenskraft nur aus sexueller Begierde ohne Liebe benutzt, können sich Spannungszonen bilden, die sich im Kopfbereich widerspiegeln und als Schmerz zeigen können. Wird die Lebenskraft nicht richtig potenziert, so ergeben sich Spannungen, die sich sehr schnell lösen, wenn diese Kraft beginnt, wieder im Gleichklang der Gefühle, Gedanken und Handlungen zu fließen. Damit meine ich: Jede partnerschaftliche Begegnung, egal ob intimer Art oder nicht, sollte eine liebevolle, erfüllende und erhebende Begegnung sein. Dann ist der richtige Transformierungsprozeß vorhanden, der die Lebenskraft allmählich zur Kundalinikraft werden läßt.

Es liegt an uns, den Vorgang der Metamorphose zu vollziehen, damit sich das Märchen vom Froschkönig verwirklichen kann. Denn in jeder noch so unscheinbaren Körperform ist etwas Wunderbares, Kostbares zu finden.

Es sollte uns klarwerden, daß sich durch das Wunder der Liebe in uns ein Wandel vollziehen kann. Dazu benötigen wir wiederum einen klaren Kopf, der gelernt hat, zu unterscheiden und zu entscheiden! Deshalb sagen wir oft genug: »Bleib mit dem Kopf bei der Sache.«

»Lerne, Dich anzunehmen wie Du bist. Zerbrich Dir nicht den Kopf darüber, wie Du den Erwartungshaltungen der Umwelt entsprechen kannst. Lerne Dich selbst kennen, erforschen. Lerne, verbindlich zu sein, die Balance, das Gleichgewicht zu finden. Denn dann bist Du der Halt in Deiner Welt.«

Im Kopf befinden sich jene wichtigen Elemente, die den Menschen befähigen, zu denken, zu fühlen, zu handeln, zu sehen, zu hören, zu riechen und zu sprechen, kurz, jene wichtige Schaltzentrale, die wir als das Gehirn bezeichnen. Ich möchte es sogar Universal-Computer nennen. Bereits die Kopfform gibt Aufschluß über den inneren Zustand eines Menschen. Und das Gesicht, in dem sich die Wahrnehmungsorgane befinden, kann für ein geschultes Auge wie ein offenes Buch sein.

Begreife, daß alles, was Du denkst, fühlst oder Du dir vorstellst, sich in Deinem Körper niederschlägt und zum Ausdruck gelangt!

Du bist der Dirigent für Deine Symphonie! Du selbst bewirkst die Stimmung Deiner Organe, Nerven und Zustände.

Vertraue Dir, Deiner göttlichen Natur, vertraue Deinem ICH BIN!

ICH BIN EIN SIEGER.

Betrachten wir einige Sprichwörter: *Sei kein Dickkopf. Mußt Du immer mit dem Kopf durch die Wand gehen? Zerbrich Dir nicht den Kopf darüber. Einen kühlen Kopf behalten. Sie hat ihm den Kopf verdreht. Mir* raucht der Kopf. Mein Schädel brummt wie ein Bienenschwarm. Ich laß mir von euch nicht auf dem Kopf herumtanzen. Er ist kopflastig. Ich fühle mich vor den Kopf gestoßen. Trag den Kopf nicht zu weit oben. Diese Situation wächst mir über den Kopf. Laß den Kopf nicht hängen. Sie riskieren Kopf und Kragen. Was man nicht im Kopf hat, hat man in den Beinen. Kopflos. Wie von Sinnen. Kopfscheu.

MEIN KOPF

»Ich trage ihn an der obersten Stelle meines Körpers, und kann ihn vergleichen mit einem Universalcomputer, denn alles, was ich denke, fühle, sehe, rieche, höre oder mir vorstelle, wird in ihm gespeichert und ist jederzeit abrufbereit.«

Frage Dich:
Wo liegen meine Schwierigkeiten?
Was kann ich an meinem Verhalten verbessern?
Was kann ich an meiner Einstellung verändern?

Ich sage ja zu mir:
Sicherheit erfüllt mein Bewußtsein, Freude erfüllt mein Herz, Zuversicht erfüllt mein ganzes Wesen! Ich bin überzeugt von mir, ich fühle mich sicher!

Die geistigen Entsprechungen:
+ Gleichgewicht
+ Balance
− Erstarrung, Verhärtung, Unnachgiebigkeit, Einseitigkeit
− Kopflastigkeit

Was Du für Dich tun kannst:
* Entspannung für den jeweiligen Zustand, der sich im Kopfbereich bemerkbar macht
* Viel frische Luft und Bewegung
* Natürliches Vitamin C zum Aktivieren
* Johanniskrauttee zum Beruhigen

Der Kreislauf

Blut, Kreislauf, Herz und Lunge gehören eng zusammen. Der Kreislauf des Lebens stellt das Kommen und Gehen dar (nicht zu verwechseln mit dem Vergehen).

Der ewige Kreislauf im Geistigen heißt Evolution. Er stellt die Entwicklung dar – der Kreislauf im Körper stellt Bewegung dar, Lebensaktivität und Schwung. Unser Kreislaufsystem wird eingeteilt in den kleinen und in den großen Kreislauf. Der große, Herz- oder Körperkreislauf, versorgt die Organe mit Sauerstoff und Nährsubstanzen und befördert Kohlendioxid wieder zurück. Der kleine, untere oder Lungenkreislauf dient zur Sauerstoffaufnahme für das Blut.

Das Verbindende zwischen Herz und Lunge ist also der Kreislauf.

Die Bewegung, die den Kreislauf aufrechterhält, kann durch jede Art geistiger Erstarrung blockiert werden. Dann ergibt sich eine Kreislaufschwäche, und man sucht nach dem Warum und Woher.

Geistige Trägheit ist gleichzusetzen mit einem trägen Fluß. Aktivität und geistige Regsamkeit im Sinne geistiger Entfaltung bringen den Menschen wieder in Schwung. Deshalb ist das weise Lebensgesetz »Liebe erhält jung« etwas ewig Gültiges. Man muß nur lernen, auch die Liebe richtig zu verstehen, um sie leben und erleben zu können.

Energie im Fluß heißt: nicht zuviel und nicht zu wenig, also Gleichmaß in allen Dingen zu üben.

Meine Beweglichkeit nimmt immer mehr zu, ich freue mich und bin dankbar für jeden Augenblick des Lebens.

besteht aus zwei Systemen: dem Herz- oder Körperkreislauf, der meine Organe mit Sauerstoff und Nährsubstanzen versorgt und Kohlendioxid wieder hinausbefördert, und dem kleinen, unteren oder Lungenkreislauf, der der Sauerstoffaufnahme für das Blut dient.

Frage Dich:
Wo liegen meine Schwierigkeiten?
Was kann ich an meiner Einstellung verbessern?
Was kann ich an meinem Verhalten ändern?
Bin ich ehrlich zu mir?

Ich sage ja zu mir:
Meine Lebensenergie fließt heilend und stärkend durch meinen Körper!

Die geistigen Entsprechungen:
+ Energie im Fluß
+ Gleichmaß in allen Dingen
+ Lebensaktivität
− Gestörte Verhaltensformen
− Verzerrtes Wahrnehmungsvermögen
− Spannungen im Sexualleben

Was Du für Dich tun kannst:
∗ Bewegungsübungen, Tanzen, Tai Chi
∗ Aktivität, die Freude macht
∗ Minerale: einen Heilstein tragen z. B. Karneol, Rubin, Magnesit
  Für sehr sensible Menschen ist der Rosenquarz zu empfehlen
∗ Tee: Rosmarintee (anregend), Weißdorntee (beruhigend)

Die Leber

Die Leber ist eines der größten Organe im menschlichen Körper, und ihr Aufgabengebiet erstreckt sich über den gesamten Organismus. Den wenigsten Menschen ist ihre volle Funktion überhaupt bekannt. Erst wenn die Leber nicht mehr richtig arbeiten kann, weil dem Körper zuviel zugemutet wurde, merkt man, daß da ein Organ namens Leber vorhanden ist.

Die Leber ist ein großer Transformator, denn sie wirkt wie ein Filter, der alles, was als Überschuß vorhanden ist, so gut wie möglich verwertet und entgiftet. Sie steuert die Energieproduktion, ist zugleich ein Energiespeicher und ist für den Eiweißstoffwechsel zuständig. Sie ist wie ein riesiger Schwamm, der sich bemüht, alles aufzusaugen! Wenn sie irgendeiner dieser Tätigkeiten nicht mehr nachkommen kann, dann meldet sie sich und alle Stoffwechselorgane setzen Alarmstufe rot.

Ist zuviel Alkohol in den Körper und somit in die Leber gelangt, so reagiert sie höchst sauer. Sie zieht sich zusammen und krümmt sich unter dieser Mißachtung. Daß dies nicht beim Genuß eines Gläschens Wein der Fall ist, sollte klar sein. Bei drei Flaschen aber, die dann womöglich zu einer Tagesration werden, beginnt sie sehr unsanft zu reagieren. Wie soll sie Energie entwickeln, wenn sie sich ständig mit der Maßlosigkeit des Menschen beschäftigen muß? Zu fettes Essen in riesigen Portionen, zu viel Kaffee, zu viel Nikotin ... Beginnt der Mensch, maßlos zu werden, dann überzieht er sein Gesundheitskonto! Er schießt über sein Ziel hinaus, durch sein »Zu-viel-haben-Wollen, Besitzen-Wollen« entsteht die Sucht.

Die Leber fordert uns auf, den Mittelweg zu gehen! Alles sollte in Maßen und bewußt aufgenommen werden.

Genieße Dein Leben, und auch das, was Du zu Dir nimmst. Esse bewußt, trinke bewußt, denke bewußt. Fühle bewußt, handle bewußt, rede bewußt! Lebst Du bewußt, dann wirst Du Dich wundern, mit wie wenig physischer Nahrung der Körper leben kann und wieviel er doch geistig benötigt!

In dem Wort »bewußt« gibt es kein Zuviel! Denn dadurch, daß sich der Mensch bewußt wird, entwickelt sich seine Unterscheidungskraft, und es entsteht Wertschätzung und keine Wertung. Lerne daher zu unterscheiden, damit Du die Ordnung erkennen kannst. In der Ordnung gibt es nur das Ausgewogene und kein Zuviel.

Ein zufriedener Mensch wird weniger über Unpäßlichkeiten der Leber klagen. Nur wenn uns eine Laus über die Leber gelaufen ist, schauen wir griesgrämig in die Welt.

Manches Mal werden wir sogar gelb vor lauter Ärger: Wenn der Entgiftungsprozeß gestört ist, schlägt sich dies in Gelbsucht nieder. Einsichtigkeit, Toleranz und Mäßigung wären hier eine sehr gute und bekömmliche Medizin.

Jede Lebererkrankung ist in irgendeiner Art ein Zuviel – darüber sollte man einmal nachdenken. Muß man sich denn wirklich über alles und jeden gleich grün und gelb ärgern? Lerne also, den Augenblick bewußt zu erleben, damit Du im Augenblick das Glück erfahren kannst!

Erkenne: »Ich bin einzigartig! Ich bin einmalig!«

ist eines der größten Organe in meinem Körper. Erst wenn sie nicht mehr arbeiten kann, meldet sie sich. Sie ist wie ein Transformator, ein Filter und Umwandler. Sie steuert die Energieproduktion, ist zugleich ein Energiespender und ist für den Eiweißstoffwechsel zuständig. Sie fordert mich auf, den Mittelweg zu leben und alles in Maßen zu mir zu nehmen.

Frage Dich:
Wo liegen meine Schwierigkeiten?
Was kann ich an meiner Einstellung verbessern?
Was kann ich an meinem Verhalten verändern?

Ich sage ja zu mir:
Ich lebe im Jetzt, nicht in der Vergangenheit oder in der Zukunft; im Jetzt erlebe ich bewußt den Augenblick und erfahre dadurch Zufriedenheit!

Die geistigen Entsprechungen:
+ Unterscheidungskraft
+ Glück und Zufriedenheit
+ Ausgewogenheit
+ Transformierung
− Verhärtung
− Zu viel haben wollen
− Sich immer unglücklich fühlen (auch wenn die Sonne scheint)

Was Du für Dich tun kannst:
* Tausendgüldenkraut-Tee
* Viel Karotten essen
* Minerale – Steine zum Tragen: Azurit/Malachit
           Steine zum Auflegen: Azurit/Malachit
           Als Wasser für innen und außen: Azurit/Malachit

Die Lunge (und die Bronchen)

Atme tief und ohne Angst!

Der Atem ist jene energieversorgende Substanz, die den Menschen befähigt zu leben. Atem bedeutet Leben.

In der Bibel heißt es: »Und der Atem Gottes schwebte über den Wassern. Der Odem Gottes ... und das Leben begann!«

Wir Menschen sind in der Lage, lange Zeit ohne Nahrung auszukommen, ohne Flüssigkeit ist die Zeit schon wesentlich kürzer, das merkt man sehr deutlich bei den Fastenkuren, aber ohne Atem kommt niemand länger als ein paar Sekunden aus. Wohl aber kann der Mensch lernen durch Atemtechnik seinen Atemrhythmus zu verändern, zu verlängern.

Die Leistung der Lunge, die ja dazu da ist, den großen Gasaustausch vorzunehmen, nämlich Sauerstoff gegen Kohlendioxid auszutauschen, wird leider mangels Atemübungen nicht immer voll ausgenutzt. Sie liegt zum Teil brach, und man wundert sich höchstens über den allgemein schlappen Gemüts- und Gesundheitszustand.

Wir schnappen nach Luft, wenn es uns die Sprache verschlägt! Der normale Atemrhythmus ist bei einem Säugling sehr gut zu beobachten. Er atmet von allein, und es entsteht eine wunderbare, sichtbare Bauchatmung, eine Tiefenatmung, bei welcher das Sich-Heben und -Senken der Bauchdecke zu beobachten ist: die Bauchatmung oder Zwerchfellatmung. Je größer wir werden, um so weniger beachten wir den Körperrhythmus und den Atem. Ab einer bestimmten Altersstufe ist es dann auch noch »in«, den Brustkorb auszudehnen, den Bauch einzuziehen, und es ist eine verkrampfte Haltung zu beobachten. Der Atem strömt oberflächlich und flach, und man bemüht sich krampfhaft, die Haltung zu bewahren.

Der Weg des Atems läuft über die uns bekannten Atmungsorgane. Die eingeatmete Luft strömt über Nase oder Mund in die Luftröhre zu den Bronchien. Die feinen Verästelungen der Bronchien führen hinein in das Innerste beider Lungenflügel. Dort erreicht die Luft die Lungenbläschen, wo dann der sogenannte Gasaustausch – Sauerstoff gegen Kohlendioxid – stattfindet.

Wenn wir an den Ausspruch denken: »Sei wie der Baum, mit stark verankerten Wurzeln, einem starken geraden aufrechten Stamm und einer weit geöffneten Baumkrone«, so können wir diesen Baum mit den Bronchien und der Lunge vergleichen.

Je freier ein Mensch in sich selbst wird, um so tiefer strömt sein Atem, um so besser können die Bronchien die Luftmoleküle weitertransportieren, bis sie das Ziel, die Austauschstation, erreicht haben.

Genauso wie dieser Austausch im Menschen stattfindet, findet er auch in der Natur statt. Der tropische Regenwald ist die grüne Lunge der Erde. Wird dieses gesunde Verhältnis durch den Eingriff des Menschen gestört, so beginnt die Erde wie auch der Mensch Störfelder, Krankheitssymptome zu entwickeln.

Es entstehen Entzündungsherde, man hustet, es schmerzt, die Lungenentzündung folgt, die Atmung wird noch flacher, bis schließlich die Zellveränderung stattfindet und der letzte Atemzug entweicht.

Atme deshalb tief und ohne Angst, Atem heißt Leben. Das Besondere an der Lunge ist, daß sie im Gegensatz zum Herzen keine Muskeln in sich trägt. Damit der Austausch trotzdem stattfinden kann, wird ein entsprechendes »Hilfspersonal« benötigt.

So wie die Bronchien die eingeatmete Luft hineinführen, so helfen andere Muskeln mit, daß sich das Zwerchfell beim Einatmen etwas nach unten zieht und daß sich der flexible Brustkorb weitet, um den Lungen die Möglichkeit zur Ausdehnung zu geben. Je weniger der Atem die Lunge füllt, um so anfälliger wird der Mensch. Denn wenn, so wie bei vielen Menschen, nur eine oberflächliche Atmung, ein »Schnauferl« vollzogen wird, dann ist der untere Bereich der Lunge mit einem nicht mehr versorgten Schlammtümpel zu vergleichen, in dem sich allerlei Bakterien aktivieren können! Um dem vorzubeugen, wäre es angebracht, wieder bewußter zu atmen. Jede Entzündung der Bronchien deutet auf einen Mißbrauch der Energieversorgung hin. Wer nicht fähig ist, tief zu atmen, das heißt seine Fähigkeiten zu leben, nicht voll ausschöpft, nimmt Schaden. Eine Lungenentzündung zeigt sehr deutlich das »innere Pulverfaß«. Sie ist eine deutliche Aufforderung, sich aktiv am Leben zu beteiligen und eigene schöpferische Kräfte kreativ mit ins Spiel zu bringen. Wer tief atmet, der lebt länger, so sagen es jedenfalls viele Ärzte. Wer aber seinen Körper mit dem geistigen Potential verbindet, das heißt Körper, Geist und Seele verbindet, der erreicht bei einiger Übung das Ziel: Gesundheit durch bewußtes Atmen!

Wenn die Energie, der Atemfluß, weiß, wohin sie fließen soll, dann »füllt« sich das entsprechende Organ. Es kann kein Zustand der Meditation erreicht werden, wenn der Atemrhythmus nicht richtig erlernt wurde. Solange ich Angst vor mir selbst habe, schränke ich mich ein. Die sogenannte Kraft des Atems, das Prana, wird erst durch das aktive bewußte Atmen erschlossen.

Alles atmet. Alles nimmt das es umgebende Feld im Atem auf. Und dennoch ergeben sich durch das Wort »bewußt« so große Unterschiede. Der Atem ist für alles Leben lebensnotwendig. Je mehr sich die Freiheit im Bewußtsein entwickelt, desto mehr ist die Fähigkeit der verbindenden Kommunikation gegeben, welche wiederum Toleranz und Achtung vor

jeglicher Lebensform mit sich bringt. Mit Atmen ist immer die Lebensenergie gemeint, deshalb:

Atme tief und ohne Angst, der Atem folgt dem Ruf der Seele und erfüllt
den gesamten Körperraum mit jenem Grundelement des Lebens, das die
geistige tragende Kraft im Grundatom des Lebens, der Materie ist, mit dem
Licht Deines wahren Seins!

Lerne die Kraft des Atems zu nutzen: Stell Dir dies vor und halte
während des Atmens Deine Aufmerksamkeit auf Deinen Atem ausgerich-
tet:

Jedes Einatmen ist wie das Aufsaugen eines trockenen Schwammes.
Jedes Ausatmen ist wie das Ausdrücken eines Schwammes.
Jedes Einatmen füllt Dich mit Stärkung, mit Vitalität.
Jedes Ausatmen läßt alles Trübe, Fade und Chaotische frei,
bis sich der Atemrhythmus beruhigt und wie eine Welle der Ruhe und
der Ordnung ein- und ausfließt. Ruhe fließt ein – Unordnung hinaus!
ATEM IST LEBEN

Betrachten wir einige Sprichwörter: *Atemlos. Kurzatmig. Langatmig.
Atemberaubend. Atemrhythmus. Mir geht die Luft aus. Mir stockt der
Atem. Er muß eine Lunge wie ein Fisch haben.*

nehmen den großen Gasaustausch vor: Sauerstoff gegen Kohlendioxid. Die eingeatmete Luft strömt über die Atmungsorgane in die Luftröhre zu den Bronchien. Die feinen Verästelungen der Bronchien führen hinein in das Innerste beider Lungenflügel. Dort erreicht die Luft die Lungenbläschen, wo der Gasaustausch stattfindet.

Frage Dich:
Wo liegen meine Schwierigkeiten?
Was kann ich an meiner Einstellung verbessern?
Was kann ich an meinem Verhalten verändern?
Warum habe ich Schwierigkeiten in diesem Organbereich?

Ich sage ja zu mir:
Mit Freude nehme ich wahr, wie der Atem meinen Körper belebt!
Mein Atem erfüllt mich mit Ruhe!

Die geistigen Entsprechungen:
+ Geistige Freiheit
+ Toleranz
+ Achtung vor dem Leben
+ Schöpferische Tätigkeiten
− Unkorrektes Verhalten dem Partner und der Umwelt gegenüber
− Intolerantes Verhalten

Was Du für Dich tun kannst:
* Tee: Lungenkrauttee
* Minerale – Stein zum Tragen: Grüner Fluorit und Amethyst

sind die feinen Verästelungen, die direkt hineinführen in das Innerste beider Lungenflügel!

Frage Dich:
Wo liegen meine Schwierigkeiten?
Was kann ich an meiner Einstellung verbessern?
Was kann ich an meinem Verhalten verändern?

Ich sage ja zu mir:
Mit Freude nehme ich meinen Atem wahr: wie er meinen Körper kräftigt und stärkt.
Ich sage ja zu meinem Leben!

Die geistigen Entsprechungen:
+ Ausgewogenheit
+ Ruhe
– Gereiztheit
– Überempfindlichkeit
– Mißbrauch der Lebensenergie

Was Du für Dich tun kannst:
* Nicht rauchen (allzuviel ist ungesund, denn die *Sucht* lauert und sie macht krank)
* Minerale-Stein zum Tragen: Lapislazuli

Die Lymphe

Die Lymphe ist das »Weiße Blut«. Dieses wichtige System vergessen wir oft: Wir denken zwar an unseren Blutkreislauf, an das große Transportunternehmen Lymphe denken wir aber meist erst, wenn es Schmerzen durch Stauzustände gibt. Der Mensch kann zwar mit einer künstlichen Niere, mit einem Herzschrittmacher und mit künstlichen Gelenken leben, aber wenn das Lymphsystem verändert oder gar zerstört wird, dann ist ein physischer Zerfall nicht mehr aufzuhalten. Das Wort Lymphe kommt aus dem Griechischen und bedeutet soviel wie »Wasser und Quelle«.

Könnten wir uns ohne die Haut wahrnehmen, die uns zusammenhält, so würden wir uns vergleichen mit dem Wurzelwerk eines Baumes. Denn die Lymphgefäße ziehen sich wie ein weit verzweigtes Netzwerk über die Körperfläche unter der Haut. Feine Äderchen (Lymphkanäle) verbinden sich zu stärkeren, dickeren Gefäßen, und viele von ihnen münden dann in einen sogenannten Lymphknoten. Diese sind uns bekannt von den Infektionserkrankungen, denn das Anschwellen der Lymphknötchen ist spürbar und ertastbar. Sie sind sehr druckempfindlich und lassen auf Grund ihres Anschwellens bereits Frühdiagnosen zu, auch wenn der Patient sonst noch keine bewußten Beschwerden hat.

Die Lymphknoten sind sehr wichtig, sie befinden sich an allen empfindlichen und wichtigen Körperstellen. Wie sehr Kinder manchmal unter Mandelentzündungen zu leiden haben, das wissen viele Eltern. Die ständigen Mandelentzündungen sind nichts anderes als Abwehrreaktionen des Körpers. Die Knötchen befinden sich am Hals, in den Achselhöhlen, in der Leistenbeuge, im Bereich der Bronchialwege (Mandeln), im Verdauungstrakt, im Nacken usw. Man sollte also allen Lymphdrüsen mehr Aufmerksamkeit zukommen lassen. Die Mandeln filtern zum Beispiel beständig und ausdauernd Giftstoffe aus. Mit dem Entfernen der Mandeln wird zwar ein momentaner Herd beseitigt, ein aktiver Müllherd, aber die Ursache wird nicht behoben. Das Grundübel bleibt bestehen und macht sich in anderen labilen Körperregionen erneut bemerkbar.

Die Lymphe bemüht sich ständig, die Energie mit einer Geschwindigkeit von umgesetzt ca. 8-9 m in der Stunde, zu befördern. Dahinter stehen Ausdauer und Geduld!

Sind in einer Körperregion angeschwollene Lymphknoten zu verspüren, so sollte man sich ernsthaft bemühen, das Woher und Warum zu ergründen, damit sich ein besseres Verständnis entwickelt, um mit dem Problem besser umgehen zu können. Eindeutig sind die häufig auftretenden Lymphstauungen in den Beinen, die die Fortbewegung erschweren, da sich der innere Druck und Spannungszustand als sehr unangenehm und schmerzhaft erweist. Eine fachmännisch durchgeführte Massage schafft eine wahre Erholung. Eine Lymphdrainage an entsprechenden Körperteilen ist wie eine Entstauungstherapie. Meistens tauchen diese Stauungszustände in den Handlungs- und Bewegungsorganen auf, in den Armen oder Beinen.

Die Lymphdrainage wird zusätzlich, damit kein Rückstau der Gewebeflüssigkeit stattfinden kann, mit Kompressen, Wickeln oder Stützstrümpfen unterstützt. Gott sei Dank, daß diese Behandlungsmethode noch von Hand, von der Hand des Therapeuten, des Masseurs geleistet werden muß und nicht wie bei Elektro-Akupressur von Geräten übernommen wird. Die Hand des »Heilers« vermittelt genau das, was den Energiestau als Mangelerscheinung hervorgerufen hat: Sie gibt Zuwendung, Hilfe, Vertrauen und Zuversicht mit der klaren Aussicht auf Heilungserfolg!

Laß los, löse den inneren Stau.
Erhebe Dich aus der Trägheit.
Arbeite für Dich.

Sie fließt geduldig und ausdauernd. Wie eine Quelle versorgt sie meinen Körper mit Energie, um allen Herausforderungen standhalten zu können.

Frage Dich:
Wo liegen meine Schwierigkeiten?
Was kann ich an meiner Einstellung verbessern?
Was kann ich an meinem Verhalten verändern?

Ich sage ja zu mir:
Voller Vertrauen sehe ich meiner Zukunft entgegen!

Die geistigen Entsprechungen:
+ Vertrauen
+ Ausdauer, Geduld
+ Energietransport
+ Beweglichkeit
− Unausgeglichenheit
− Ruhelosigkeit
− Stau

Was Du für Dich tun kannst:
* Bewegungsübungen (Schwimmen, Wandern usw.)
* Fasten (zur Entgiftung)
* Blütenessenzen (zur Lösung der entsprechenden Stau-Muster), z. B. Lavendel
* Massagen, z. B. Fußreflexzonenmassagen, Lymphdrainagen
* Vorstellungsübungen
* Minerale − Steine zum Tragen: Grüner Turmalin, Smaragd, Mondstein

Der Magen

Liebe geht durch den Magen! Ein Ausspruch, der sehr gerne benutzt wird, wenn Menschen sagen:»Ich kann nichts essen«, und dies noch mit einem tiefen Seufzer begleiten!

Wer verliebt ist, hat meistens kein Bedürfnis, Nahrung zu sich zu nehmen, denn seine Liebe erfüllt ihn, sie sättigt ihn. Ist er dagegen unglücklich verliebt, kann es passieren, daß er alles in sich hineinschlingt. Es entsteht die reinste Freßlust aus nicht erfüllter Liebessehnsucht. Dann entsteht der sogenannte Kummerspeck, denn das Übermaß an Nahrung kann nicht so schnell umgewandelt und abgebaut werden. Sie liegt letztlich wie ein Stein im Magen. Magensäure und Magensäfte werden vermehrt produziert, und schon haben wir genau den Zustand erreicht, den wir nicht haben wollten. Der Überschuß an Magensäure und Säften steigt uns manches Mal als sehr unangenehmes Völlegefühl bis in den Hals. Wir sind voll und sauer bis oben hin!

Je verbitterter der Mensch wird, je härter er mit sich und der Umwelt, dem Partner umgeht, um so häufiger wird er über Sodbrennen, über Säure, die aufsteigt, klagen.

Je hungriger der Mensch ist, geistig sowie physisch, um so mehr schlingt er alles in sich hinein und ist dann nicht in der Lage, es zu verdauen.

Maßhalten, bewußte Nahrungsaufnahme, gut kauen und verdauen sind die Regeln für unser Eßverhalten. Zuviel, das heißt: Überbelastung und Druck. Druck erzeugt aber Gegendruck. Je gereizter der Mensch wird, um so aggressiver wird er, um so schneller steigt es in ihm hoch, bis er explodiert.

Menschen, die unter einer bereits chronisch gewordenen Gastritis leiden, sollten einmal darüber nachdenken:»Was schlucke ich alles hinunter?« Es ist erstaunlich, wie die Bereitschaft zur Magenschleimhautentzündung nach Auseinandersetzungen wie Trennungen, Ehescheidungen und sonstigen, den Partner betreffenden, Konfliktsituationen zunimmt!

Kinder, die in einer häuslichen Atmosphäre aufwachsen, die mit Streit und Aggression erfüllt ist, klagen häufiger über Magenschmerzen und Magendruck als Kinder, die harmonische Verhältnisse erleben.

Auch hier gilt es wieder zu erkennen:

Nicht die Umwelt macht mich krank. Ich selbst bin es, der mich krank macht!

Gelassenheit und Ruhe lassen mich in das Gleichgewicht gelangen und diesen Zustand setze ich ein. Ich bin nicht sauer, nicht aggressiv und auch nicht unzufrieden.

Jeder einzelne ist für seinen Körper verantwortlich. Sich dieser Verantwortung voll bewußt zu werden, ist eine Lebensaufgabe, denn der Körper wird immer wieder unterschätzt.

Unter- und Übergewicht sind oftmals Themen im Streitgespräch, aber wo sind die Grenzen des Zuviel und Zuwenig? Wenn der Individualität des Menschen entsprechend zu wenig Gewicht auf die Waage gebracht wird, ist das Untergewicht oder die Magersucht zu erkennen. Das bedeutet, daß dieser Mensch Angst vor sich selbst, vor seinen schöpferischen Fähigkeiten, vor der Umwelt hat. Er ist in seine eigene Sucht hineingerutscht, die aus der Persönlichkeit, dem Ego, immer stärker hervortritt und ihm eine Illusion vorgaukelt, die bis zur Selbstaufgabe, zur Selbstzerstörung führen kann! Die große Täuschung heißt: Niemand liebt mich, alle sind gegen mich, ich bin häßlich und möchte so sein wie …, nur nicht ich selbst! Man frißt sich selber auf und verweigert jede Nahrungsaufnahme, man hat das gedankliche, gefühlsmäßige und vorstellungsmäßige Gewicht nicht in die richtigen Verhältnisse zueinander gebracht.

Das andere Extrem ist das Übergewicht. Nur, daß es nach außen, auf die anderen gerichtet ist. Man gibt nur der Materie Aufmerksamkeit, es ist ein Übermaß an Gedanken, an Gefühl und »Ich möchte so sein wie …«

Je mehr Materie sich ansetzt, um so härter wird der Kampf mit den Pfunden. Eigentlich sollte es nie zu einem Kampf kommen, vielmehr sollte Zufriedenheit den Magen sowie den gesamten Menschen erfüllen. Menschen, die mit Zuversicht, mit Vertrauen in die Zukunft blicken, leben bewußter und länger. Der Alltagsstreß wird richtig verdaut. Es entsteht dann keine Überbelastung. Es schlägt sich dann nichts auf den Magen, und wir haben keinen Stein in der Magengrube, der uns den Schlaf rauben könnte. Deshalb gilt es physisch wie geistig: Friß nicht alles in Dich hinein … und wenn Du es schon tun mußt, dann kaue wenigstens richtig, ansonsten wirst Du es unverdaut wieder abgeben müssen!

Nimm Dich so an, wie Du bist, sei Du selbst und versuche nicht so zu sein, wie Dich die anderen haben möchten. Denn dann kannst Du Dich selber niemals finden! Liebe Dich, Deinen Körper, Dein Leben, denke an die Sonne und versuche, so zu sein wie sie. Sie steht auf ihrem Posten und verströmt ihr Licht und ihre Wärme. Mach es wie sie, schau nicht auf die dunklen Gewitterfronten, sonst wirst Du selber zu einem Donner. Nimm den Schatten zur Kenntnis, aber nimm ihn nicht in Dir auf. Das Licht der Sonne löst jeglichen Schatten auf.

Wenn das »Zuviel« sich befreien möchte, kann es zu häufigem Erbrechen führen, ohne daß ein medizinischer Grund erkennbar ist. Der Körper befreit sich dadurch von der Überbelastung. Beim Erbrechen wird die

Schranke durchbrochen, ein »Jetzt ist es genug« steigt hoch. Darüber sollte man nachdenken und nicht gleich mit Ekel reagieren!

Lerne zu unterscheiden: Nimm nur das zu Dir, was Dir wirklich guttut, in der Ernährung wie im Umgang mit Angeboten aus der Esoterikwelle! Entdecke Deine eigene Lebensphilosophie und lebe entsprechend! Echte geistige Wahrheit und Erkenntnis macht Dich glücklich, strahlend, gesund, fröhlich, unbeschwert und reich.

Betrachten wir einige Sprichwörter: *Liebe geht durch den Magen. Das war ein Schlag in die Magengrube. Diese Nachricht hat sich mir auf den Magen geschlagen. Es ist, als hätte ich einen Stein im Magen. Man soll nicht alles in sich hineinfressen. Du hast einen Magen wie ein Pferd. Mir dreht sich der Magen um.*

ist auch der Sitz meiner Emotionen. Nicht alles, was ich zu mir nehme, kann ich verdauen.

Frage Dich:
Wo liegen meine Schwierigkeiten?
Was kann ich an meiner Einstellung verbessern?
Was kann ich an meinem Verhalten verändern?
Wo fühle ich mich unerfüllt?
Wo ist ein »Zuviel«?

Ich sage ja zu mir:
Alles geschieht im richtigen Augenblick, im Sinne meines Lebensplanes!
Tiefer Frieden erfüllt mein Gemüt.
Leicht und beschwingt verarbeite ich alles.
Mit Freude und Frohsinn gehe ich an jede Arbeit heran!
Ich bin frisch, fröhlich, freudig, frei!

Die geistigen Entsprechungen:
+ Zufriedenheit
+ Gelassenheit
+ Vertrauen
+ Verdauen von geistigen und physischen Stoffen
– Enttäuschung
– Gier
– Ekel
– Geiz
– Aggression

Was Du für Dich tun kannst:
* Tee: Fenchel, Anis, Kümmel
* Minerale – Stein zum Auflegen: Heliotrop
                  Stein zum Tragen: Rauchquarz

Die Milz

Die Milz ist eine lymphatische Drüse, ebenso wie die Thymusdrüse und die Mandeln. Ihre volle Funktion ist leider noch nicht hinreichend erkannt. Deshalb hört man in der Schulmedizin häufig die Meinung, daß man auch ohne Milz leben könne. Die Milz ist das größte und das fleißigste Organ in der Produktion von Lymphozyten. Sie stellt somit für das Immunsystem etwas Gewaltiges dar. Ihre Arbeit beruht nicht nur darauf, daß sie überalterte rote Blutkörperchen abbaut sondern auch in der Eisenspeicherung. So kann sie sich bis zu ihrer doppelten Größe ausweiten, wie ein sich vollsaugender Schwamm – eine besondere Kraftreserve, die bei bestimmten Anforderungen eingesetzt werden, zum Beispiel beim Dauerlauf.

Oft klagen Kinder, die sonst meist schwerfällig sind, beim Laufen oder einer besonderen Bewegungsbelastung über Seitenstechen. Die Milz zieht und preßt sich dabei zusammen, um das Blut an den Kreislauf weiterzugeben. Es sticht, manchmal bis zum »Ich kann nicht mehr«. Gerade dann sollte man mit Geduld und Ausdauer, mit sanften Bewegungen seinen Körper wieder behutsam in Schwung bringen – nicht mit extremen Herausforderungen!

Die Milz ist somit auch eine Energieverteiler-Stelle, aber das nicht nur in physischer Sicht. Jede Energie, die durch geistige Arbeit wie Meditation oder zielgerichtete, bewußtseinserweiternde Übungen hervorgerufen wird, wird über und durch die Milz weitergeleitet, sie ist eine geistige Vermittlungszentrale!

Die Milz leistet dem Menschen große Dienste. Im Physischen bedeutet es Steigerung der Abwehrkräfte – im Geistigen bedeutet es Schutz. Beides kann nur entwickelt werden, wenn ein generelles Vertrauen in die Zukunft vorhanden ist. Damit ist natürlich das Vertrauen überhaupt gemeint, denn im Jetzt, im Augenblick, erstellen wir das Fundament für die Zukunft.

Vertraue Dir und dem Augenblick des Lebens, sei voller Vertrauen auf Deine innere Führung. Zweifle nie an Deiner Entscheidung, sondern sei dankbar für die Erkenntnis, die Du dadurch gewinnst!

ist eine lymphatische Drüse, so wie die Mandeln oder die Thymus-drüse. Sie ist mein größtes und fleißigstes Organ in der Produktion der Lymphozyten. Ihre Arbeit beruht nicht nur darauf, daß sie überalterte rote Blutkörperchen abbaut, sondern auch in der Eisenspeicherung. Sie kann sich bis zu ihrer doppelten Größe ausweiten. Die Milz ist mein Energieverteiler, geistig wie physisch. Im Physischen bedeutet es Abwehrkräfte. Im Geistigen bedeutet es Schutz.

Frage Dich:
Wo liegen meine Schwierigkeiten?
Was kann ich an meiner Einstellung verbessern?
Was kann ich an meinem Verhalten verändern?

Ich sage ja zu mir:
Ich vertraue auf das Licht; denn das Licht ist in mir!

Die geistigen Entsprechungen:
+ Energieverteiler
+ Energieaufnahme und Vermittler
+ Vertrauen
− Mangelndes Vertrauen und Unsicherheit
− Störungen im Energiehaushalt des Körpers
− Einseitigkeit

Was Du für Dich tun kannst:
* Steine zum Tragen: Diamant, Turmalin
* Wassermelonen

Der Mund

Der Mensch hat im Laufe seiner Entwicklung gelernt, seinen Mund nicht nur zur Nahrungsaufnahme einzusetzen. Er hat schnell begriffen, mit ihm nicht nur grunzende und schmatzende, sondern auch wohlklingende Geräusche zu produzieren. Es entwickelte sich eine Fülle verschiedener Klänge – zur Freude oder zum Ärgernis der Umwelt.

Durch die Aufnahme der Nahrungsmittel gelangt vieles, was der Körper zu seinem einwandfreien Funktionieren benötigt, durch den Mund in ihn hinein (leider sind es auch oft Stoffe, auf die der Körper getrost verzichten könnte). Und über den Mund kommt auch das heraus, was sowohl zerstörerisch als auch aufbauend wirken kann und was uns die Verständigung mit unseren Artgenossen ermöglicht: die Sprache. Mit Hilfe der Mundwerkzeuge, den Zähnen, der Zunge und der Stimmbänder sind wir in der Lage, Laute zu bilden. Wir formen die Lippen, öffnen den Mund. Die Vibration der Stimmbänder überträgt sich unter Einbeziehung der Zungenspitze so nach außen, und wir können das, was in uns zuerst als Gedanke, Gefühl oder Vorstellungsbild vorhanden war, zu Worten formen – ein wahrhaft schöpferischer Vorgang!

Um unseren Mund seinem Plan entsprechend einzusetzen, sollten wir ihn nicht so weit aufreißen und mit unseren Worten nicht übertreiben. Sehr schnell ist auch etwas gesagt, das dann nicht mehr rückgängig gemacht werden kann: Im Streit wird leicht einmal etwas ausgesprochen, das den anderen enorm verletzen kann, sowohl in seiner Menschenwürde als auch an seiner Seele. Das Wort aus dem Mund eines aufrechten, ehrlichen Menschen wird tröstend und aufmunternd sein, das Wort aus dem Mund eines Heuchlers, wird, weil es unehrlich ist, Unfrieden stiften.

So kann das Wort, wenn es aus dem Herzen kommt, zu einem Heil werden, aber es kann auch als vernichtende, zerstörende Kraft benutzt werden. Die schöpferischen Kräfte, die sich in der Klangkombination offenbaren, beginnen durch das gesprochene Wort lebendig zu werden. So können bereits ein paar Worte das Leben verändern:

Ich liebe Dich. Verzeih mir bitte. Ich danke Dir.

Bei einem Kleinkind geht die Entdeckung und das Begreifen hauptsächlich über den Vorgang des In-den-Mund-Nehmens vor sich. Alles wird in den Mund gesteckt, damit Erfahrungen gemacht werden können!

Betrachten wir einige Sprichwörter: *Halte Deinen vorlauten Mund. Ein verträumter Mund. Ein sinnlicher Mund. Ein weicher Mund. Dein Mund spricht wahr, wenn Deine Worte aus dem Herzen kommen, kann jeder das Echo der Wahrheit in sich verspüren!*

Mögen sich Deine Gedanken zu Worten des Trostes formen und Deine Gefühle sich zu Taten der Liebe wandeln.

MEIN MUND

ist nicht nur für die Nahrungsaufnahme da. Er gibt mir die Möglichkeit zu sprechen. Er ist mein Mittler, um das, was sich in meinem Kopf und in meinem Herzen bewegt, über die Sprache nach außen zu tragen.

Frage Dich:
Wo liegen meine Schwierigkeiten?
Was kann ich an meiner Einstellung verbessern?
Was kann ich an meinem Verhalten verändern?

Ich sage ja zu mir:
Wohlbedacht wähle ich meine Worte!

Die geistigen Entsprechungen:
+ Vermittler der Wahrheit
+ Ausgeglichenes, freundliches Wesen
− Verzerrungen der Wahrheit, Unehrlichkeit
− Streit, Zank

Was Du für Dich tun kannst:
* Mundspülungen mit Olivenöl (nicht trinken!)
* Mundspülungen mit Kamillosan
* Spülungen mit Kristallwasser: Bergkristall, Rosenquarz

Die Muskeln (und das Bindegewebe)

Der ganze Körper ist von Muskeln durchzogen und bepackt. Ein nur als Muskelpaket herumlaufender Mensch jedoch entspricht nicht mehr der natürlichen Körpervorstellung, obwohl manche Menschen das schön und erstrebenswert finden.

Ein Muskel dient dazu, Bewegungsabläufe zu steuern. Die Muskulatur kann wie ein Motor wirken, der unentwegt läuft, wenn der Befehl von der Zentrale aus gegeben wird. Die Muskulatur beginnt dann das Skelettsystem durch den Muskelzug in Gang zu setzen.

Der einzelne Muskel kommt dabei seiner usprünglichen Aufgabe nach: Spannung, Kontraktion zu erzeugen, das heißt, er zieht sich zusammen, um sich dann wieder zu entladen, zu entspannen, anders ausgedrückt: zu erschlaffen.

Das ganze Spiel wird vom Zentralnervensystem gesteuert. Wie wir wissen, gibt es willkürliche und unwillkürliche Muskeln. Die, die sich dem Plan des Körpers entsprechend bewegen, und jene, die wir mit dem Willen steuern. Man unterscheidet dabei drei Gruppen, drei Fasertypen, die unterschiedlich reagieren: Helle, weiße Fasern sind für die Schnelligkeit verantwortlich, dunkle, rote Fasern reagieren langsamer, sind für die Ausdauer zuständig, und die Zwischenstufe, die sogenannten intermediären Fasern, enthalten beide Arten in sich. Wieviele Fasern in welcher Gruppe angelegt sind, ist genetisch festgelegt.

Durch die ständigen Wiederholungen bestimmter Übungsvorgänge, durch Training, beginnt sich im Gehirn langsam ein Motivationsprogramm zu speichern und gelangt als Informationsfluß ins Zentralnervensystem. Diese Motivationsprogramme werden im Kleinhirn in räumlich-zeitliche Bewegungs- oder Handlungsabläufe umgesetzt, durcheilen dann das Rückenmark nach unten und aktivieren die Muskeln. Die Nervenzellen und ihre Fortsätze verarbeiten die Signale und leiten sie weiter. Dadurch entstehen elektrische Ladungen und Entladungen, die zum Naturelement des Körpers gehören.

Die natürliche Spannkraft des Körpers muß nicht nachlassen, wenn der Mensch älter wird, es liegt allein an seiner geistigen und physischen Motivation, die seinen Körper in Form hält.

Das, worauf Du Deine Aufmerksamkeit richtest, wird sich letztlich in und durch Dich zum Ausdruck bringen. Nur wer lernt, in *Vollkommenheit* zu denken, in *Vollkommenheit* zu fühlen, sich *Vollkommenes* vorzustellen, der wird auch *Vollkommenheit* zum Ausdruck bringen!

Vergiß nicht: Deine göttliche Natur ist *vollkommen!*

MEINE MUSKELN

verhelfen mir zu Bewegungen und zur Erzeugung von Spannkraft

Frage Dich:
Wo liegen meine Schwierigkeiten?
Was kann ich in meinem Verhalten verbessern?
Was kann ich in meiner Einstellung verändern?

Ich sage ja zu mir:
Ich fühle den Schwung und die Kraft des Lebens in mir pulsieren.
Ich bin erfüllt von Tatendrang und Mut!

Die geistigen Entsprechungen:
+ Spannkraft
+ Ausdauer
+ Vertrauen
– Erschlaffung
– Starres, stures Verhalten
– Mißtrauen, Neid

Was Du für Dich tun kannst:
* Isometrische Übungen (anspannen – loslassen)
* Zum Entgiften: Zinnkrauttee
* Mineralsalze: Natrium Sulforicum D 6
  Es ist wichtig zu wissen: Wo liegt die Ursache, woher kommt das Unbehagen?

MEIN BINDEGEWEBE

ist voller Spannkraft. Auch wenn behauptet wird, daß eine Bindegewebsschwäche vererbt wurde, bin ich bereit, an mir zu arbeiten!

Frage Dich:
Wo liegen meine Schwierigkeiten?
Was kann ich an meiner Einstellung verbessern?
Was kann ich an meinem Verhalten verändern?

Ich sage ja zu mir:
Ich nehme mich an, wie ich bin!
Ich bin verbindlich und liebenswert, beweglich und spontan!
Ich bin entscheidungsfreudig. Ich vertraue Dir: Du tust das Richtige.
Ich bin liebevoller zu mir, zu meinem Körper und genieße den Augenblick.

Die geistigen Entsprechungen:
+ Verbindlichkeit
+ Disziplin
+ Ausdauer
− Bindegewebsschwäche: Man ist schwach gegen sich selber (kann keine Entscheidungen treffen)
− Man fühlt sich ständig angegriffen
− Angst vor Verlust

Was Du für Dich tun kannst:
* Bürstenmassage
* Wassermassagen mit Bürste
* Mineralsalze z. B. Silicea (Kieselsäure)
* Meditation
* Minerale − Steine als Heilstein: Lapislazuli wirkt stärkend,
Steine zum Tragen: rosa Turmalin, Rauchquarz, Rubelit
als Wasser: Azurit, für innere und äußere Anwendungen

Die Nase

Die Nase ist schwerlich zu übersehen, denn wir tragen sie mitten im Gesicht. Sie ist das Organ, durch welches die Luft, die wir zum Atmen benötigen, aufgenommen werden kann, und mit ihr können wir Düfte wahrnehmen. Sie ist auch ein Rassenmerkmal und erscheint in allen Größen und Formen. Es gibt kleine, zierliche Nasen, bis hin zum sogenannten »Zinken«. Es kommt zu Veränderungen der Hautzustände in und auf der Nase, wenn im Organbereich Störungen vorliegen. Ein unter ständigem Alkoholeinfluß stehender Mensch hat eine meist sehr stark gerötete Nase. Niederer Blutdruck verändert die Farbe der Haut genauso wie der zu hohe.

Wir rümpfen die Nase, wenn uns Situationen nicht passen, wenn wir nicht einverstanden sind. Aber auch wenn uns ein Düftchen in die Nase steigt, das uns anwidert, verziehen wir das Gesicht und rümpfen wieder die Nase.

Lernen wir jemanden kennen, so beschnuppern wir ihn erst einmal: Eine Verhaltensform, die fast allen Tierarten zueigen ist. Und wenn man sich gut riechen kann, sympathisch ist, dann kann man es miteinander versuchen. Kann man sich nicht mehr riechen, geht man meistens auseinander.

Wie wichtig Düfte sind, die wir durch unsere Nase aufnehmen, merken wir, wenn wir mit einem geliebten Menschen zusammen sind. Denn wenn der Duft, der durch die Haut ausgeschieden wird, nicht angenehm, also alles andere als betörend wirkt, dann fällt es einem sehr schwer, zärtlich zu sein.

Düfte stimulieren uns. Deshalb wird von seiten der Kosmetikindustrie alles daran gesetzt, betörende, die Sinne verwirrende, Stoffe zu entwickeln, die auch dazu beitragen können, daß Täuschungen in der Partnerwahl entstehen. Dies aber sind uralte Tricks der Menschen.

In der Aroma-Therapie werden Stimulatoren natürlicher, pflanzlicher Stoffe eingesetzt, um die Funktion der Organe wieder anzuregen und aufzumuntern.

Haben wir die Nase voll, im wahrsten Sinne des Wortes, dann stellt sich der Schnupfen ein, und es heißt: Ich habe einen Schnupfen, denn ich habe mich ver-kühlt, er-kältet. Aber Kühle und Kälte stellen wiederum nur den innersten Zustand dar: Verengung und Lieblosigkeit.

Wenn man beginnt, sauer zu werden, nicht nur durch Ernährung, dann beginnt früher oder später die Nase zu laufen. Denn Niere und Blase stehen in enger Verbindung zur Nase. Um hier vorzugreifen: Die Niere stellt die partnerschaftliche Konfliktsituation dar, die mit einer Bezugsperson entsteht, bzw. entstanden ist.

Es gibt sehr viele Kinder, die ständig laufende Nasen haben. Würde man genauer hinsehen, könnte man erkennen, daß, dem Alter des Kindes entsprechend, die Verbots- und Gebotstafeln mit sehr viel Eindruck auf das Kind übergehen. Wenn die Einsicht des Kindes fehlt, gibt es eine ständige »Ich-will-nicht« –, »Ich-bin-sauer«-Reaktion. Wechseln die Kinder aus dieser Ladungszone, aus dieser Örtlichkeit in eine andere, so verliert sich anscheinend plötzlich das Symptom, und das Kind ist befreit von seinem Schnupfen. Die innere Situation ist aber noch nicht korrigiert, sondern nur aufgeschoben. Kommt das Kind wieder zurück in die alte Umgebung, beginnt die Nase wieder zu laufen. Medikamente verdrängen das äußere Symptom, lösen es aber nicht auf.

Je intensiver Du auf Deinen Körper eingehst und lernst, mit ihm umzugehen, je bewußter Du Dir wirst, um so schneller reagiert der Körper auf Fehlverhalten.

Ein Beispiel soll dies verdeutlichen:

Eine Frau fand eine von der Fensterbank gefallene Vase. Sie ärgerte sich. Sie kam in die Küche und fand nochmals Scherben vor. Beides waren Stücke, an denen sie sehr hing. Sie explodierte, wutentbrannt griff sie zum Telefonhörer, um ihre Empörung abzureagieren, denn es war sonst kein Ansprechpartner da, um ihrem Ärger Luft zu machen. Nachdem sie sich von ihrem Zorn befreit hatte, kam sie wieder einigermaßen zur Ruhe und zur Besinnung. Sie erkannte ihre Reaktion, und nach einer halben Stunde lief ihre Nase, und der Schnupfen, das Ver-schnupft-Sein löste sich.

Unsere Nase erwärmt die Luft, die wir einatmen, sie filtert mit den feinen Flimmerhärchen die durch die Nase eintretenden Schmutzpartikelchen ab. Es soll also nur eine gereinigte Substanz den Körper erfüllen, die dann aufbauend und stärkend die Reise in den Körper fortsetzt und uns anregt.

Verhält sich der Mensch seiner wahren Wesensnatur entsprechend, so ist er wie eine duftende Rose, die mit Schönheit die Umgebung erfreut.

Es gibt sehr viele Menschen, die die »Nase voll haben«, wenn sich Blüten-, Baum- oder Gräser-Pollen ausbreiten. Aber auch bei Heuschnupfen ist ein tiefer Hintergrund zu finden, der näher im Kapitel »Haut« (allergische Reaktion) beschrieben ist.

Betrachten wir einige Sprichwörter: *Ich habe die Nase voll. Ich seh's Dir an der Nasenspitze an. Ich habe den richtigen Riecher gehabt. Ich kann es nicht riechen. Ich kann Dich gut riechen. Ein bißchen beschnuppern. Die Nase rümpfen. Verschnupft sein. Der Schnüffler. Trag die Nase nicht zu weit nach oben. Er war mir um eine Nasenlänge voraus.*

Ich vertraue der Weisheit meiner Seele, und ich lasse mich von ihr lenken. Sie ist erfüllt vom lieblichen Duft der Liebe. Wenn mein Herz voller Liebe ist, dann kann ich den Duft der Liebe überall wahrnehmen.

MEINE NASE

erwärmt und filtert die Luft, die ich einatme.

Frage Dich:
Wo liegen meine Schwierigkeiten?
Was kann ich an meiner Einstellung verbessern?
Was kann ich an meinem Verhalten verändern?

Ich sage ja zu mir:
Ich öffne meine Sinne und nehme Dich wahr; ich erspüre mich, erkenne mich und sage ja zu mir und meinem Leben.
Mein Geruchssinn verfeinert meine Wahrnehmungsfähigkeit.

Die geistigen Entsprechungen:
+ Intuition und Wahrnehmungsfähigkeit im Umgang mit Düften
+ Intuitives Einfühlungsvermögen
− Stolz, Überheblichkeit, Machtstreben

Was Du für Dich tun kannst:
* Duftöle für die Duftlampe: Alle Düfte, die dem einzelnen entsprechen
* Mineralien-Stein: Hagen, Türkis

Die Nerven

Nerven wie Drahtseile sollte man haben, um in der heutigen Zeit besser, ruhiger und ausgeglichener sein Leben genießen zu können. Die Nerven sind jene geheimnisvollen Mitarbeiter des Gehirns, die Signale weiterleiten, um sie letztlich verständlich zu machen.

Jede Reizüberflutung, sei sie optischer, akustischer, gefühlsmäßiger oder sonstiger Art, wird über die Sinne zum Gehirn weitergeleitet. Durch das Überangebot der Reizüberflutungen, werden wir zusätzlichen Streßzuständen ausgesetzt, mit denen unser Körper lernen muß, fertig zu werden: Fernsehen, Radio, Zeitung, Umweltgeräusche, Berieselungen verschiedener, meist unguter Informationen.

Wäre der Mensch so einsichtig, sich nur das anzusehen und zu hören, was ihm wichtig erscheint und was aufbauend und bildend für ihn ist, dann wäre das Durcheinander leichter zu lösen. So aber läßt er sich mit Impulsen der Gewalttätigkeit füttern, bis seine feinsten Regungen langsam abstumpfen. Er wehrt sich nicht mehr gegen den Zustand der Gewalt, weil er nicht mehr empfindungsfähig ist. Eine gefährliche Manipulation, die von außen auf den Körper einströmt, der bereits seine natürliche Abwehrsituation verloren hat. Die Reize dringen so destruktiv weiter auf den Körper ein, und die schwächsten Organregionen werden sich als erste Störungsstelle melden.

Wenn der letzte Nerv abgetötet wird, gibt sich der Mensch wie eine programmierte Maschine, ohne Gefühl und ohne Liebe.

Im Sprachgebrauch heißt es: »Du trampelst auf meinen Nerven herum!« Man kann den Begriff Nerven durch das Wort »Gemüt« ersetzen. So spricht man auch von sehr waghalsigen Männern, von Männern ohne Nerven, denn sie halten die erhöhte Belastung aus, die ihnen zugemutet wird!

Betrachten wir einige Sprichwörter: *Du gehst mir auf die Nerven. Du nervst. So ein Nerverl. Nerven wie Drahtseile. Du tötest mir noch meine letzten Nerven. Wer gute Nerven hat, lebt länger.*

Alles in mir kommt zur Ruhe.
Mein Atem strömt gleichmäßig.
Meine Nerven beruhigen sich.
Ich fühle mich wohl.

leiten alle Signale durch meinen Körper.

Frage Dich:
Wo liegen meine Schwierigkeiten?
Was kann ich an meiner Einstellung verbessern?
Was kann ich an meinem Verhalten verändern?

Ich sage ja zu mir:
Ich schenke Dir meine Aufmerksamkeit, mein Vertrauen und meine Liebe; ich teile mich Dir mit!

Die geistigen Entsprechungen:
+ Vermittler
+ Kommunikationsfreude
– Orientierungsschwierigkeiten
– Desinteresse, Kälte
– Abstumpfung

Was Du für Dich tun kannst:
* Tees, z. B. Johanniskrauttee
* Blütenessenzen: Kamille
* Minerale – als Heilstein: Aventurin, er vermittelt tiefe Ruhe, so beruhigt z. B. der rosa Turmalin.
* Ruhige Musik anhören oder selber kreativ werden
* Grüne Farbe in der Kleidung
* Rosa Töne, Sonnentöne

Die Nieren

Auf Herz und Nieren sollten wir alles prüfen, soweit unsere Logik, unser Bewußtsein und unser Verständnis es zulassen – sonst könnte es uns an die Nieren gehen!

Zum Beispiel: Schock oder Streßsituationen, vor lauter Schreck, vor Angst, bleibt uns die Luft weg, das Herz schnürt sich zusammen, das Blut stockt uns in den Adern, es wird uns schwarz vor den Augen, und wir fühlen uns benommen und wie vor den Kopf gestoßen.

Die nächste Steigerung: Das Herz fängt an zu rasen, es klopft bis zum Hals, es ist schon fast so weit, daß man aus der Haut fahren möchte, aber es liegt einem bereits wie ein Stein im Magen, es war wie ein Tiefschlag, so daß die Beine beginnen zu zittern und weich wie Gummi werden. Man fühlt sich wie von einer Ecke in die andere geschleudert, von einem Extrem in das andere.

Sei es Streß, Schock, Angst, Streit oder ein akutes Partnerschaftsproblem – immer gerät der gesamte Haushalt aus den Fugen, nicht nur gefühlsmäßig, sondern körperlich, organisch – bedingt durch die Hormone, die in solchen Situationen besonders gern verrückt spielen. Ist es einmal soweit gekommen, dann ist das Chaos perfekt, und die Niere leidet immer mit.

Unsere Nieren haben einen absolut zuverlässigen Arbeitsplan, dem sie folgen. Jeden Tag filtern sie rund dreihundertmal unser Blut. Sie halten den Wasserhaushalt im Gleichgewicht, sie erfüllen lebenswichtige Stoffwechselfunktionen. Da der Mensch fast zu 70 bis 80 Prozent aus Wasser besteht, ist es lebensbedrohlich, wenn die Nierenfunktion gestört wird.

Umgesetzt heißt es: Wasser ist geistiges Wissen und zugleich Lebensenergie. Ist der Flüssigkeitshaushalt gestört, so ist auch das Verhältnis zwischen Körper und Geist nicht in der Balance. Je tiefer ein Mensch in der Materie steht, um so schwieriger wird es für die Niere, aktiv dem eigenen Plan folgen zu können.

Viele Menschen klagen darüber, daß sie kein Bedürfnis haben zu trinken, geschweige denn eine bestimmte Flüssigkeitsmenge zu sich zu nehmen, damit die Entgiftung über die Nieren besser stattfinden kann. Setzen wir das Ganze um, so sollten wir uns fragen: Wo wehre ich mich gegen das Leben, gegen mein Leben, gegen meinen Partner? Wo lehne ich ab? Oder: Wo schlucke ich alles in mich hinein? Gedankliche, gefühlsmäßige Verhärtungen schlagen sich in den meisten Fällen auf die Nieren. Wir haben ein Nieren-Paar, entsprechend dem Gehirn, welches auch aus zwei Hälften besteht, und beide Organe arbeiten auch in absoluter Ergänzung

zueinander: Intuition und Bewußtheit = Verstand, also eine Widerspiege-
lung von Yin und Yang.

Yin und Yang ergeben ein Ganzes, und es sind immer drei Dinge, die
sich zum Ausdruck bringen möchten: Körper, Geist und Seele. Die Nieren
sind nicht nur für die Entgiftung der physischen Substanz verantwortlich,
sie müssen sich auch mit all dem geistigen Müll auseinandersetzen, den
wir tagaus, tagein in uns fabrizieren.

Werden die Spannungen zwischen Mann und Frau zunehmend stärker,
beginnen sich Stauungen zu entwickeln, die oft begleitet werden von Bla-
senentzündungen und Entzündungen der Harnwege. Ein Zustand einer
Übersäuerung, »Ich bin sauer«, wörtlich genommen, äußert sich über die
Nieren. Nach unten betrachtet über die Blase, nach oben betrachtet über
die Nase. Existieren unbefriedigte Wünsche sexueller Art zwischen zwei
Partnern, die nicht aus-, beziehungsweise angesprochen oder erfüllt werden, so kann sich ebenfalls der Zustand »Ich bin sauer« einschleichen.
Denn die Nieren sorgen dafür, daß der Ausgleich zwischen sauer = Yang
und basisch = Yin stimmt. Sind wir aus Unzufriedenheit sauer, so sind wir
zugleich leicht verschnupft, haben die Nase voll, und wir sprechen vom
Schnupfen.

Zur Unsicherheit in der Begegnung zum Partner gehört auch die weit
verbreitete Eifersucht. Sie stellt ein gestörtes Vertrauensverhältnis zum
Partner dar und erzeugt ebenfalls einen Druck in den Nieren.

Die Nieren sind Kontaktorgane. Wenn die Kommunikation, also die
Kontaktfähigkeit mit der Umwelt, sei es Mann und Frau, Vater und Kind,
Mutter und Kind oder Angestellter und Chef, gestört ist, dann beginnt ein
zunächst versteckter Leidensweg der Nieren. Es dauert sehr lange, bis das
Maß voll ist und sich Schmerzen einstellen. Nur bei einem Kind geht dies
bedeutend schneller, als bei einem erwachsenen Menschen.

Treten dann Störungen, wie zum Beispiel Nierenbeckenentzündungen
auf, dann spiegelt dies Spannungen im familiären Bereich wider.

Hierzu ein Beispiel: Ein Kind fühlt sich dem Druck der Eltern nicht
gewachsen. Es fühlt sich ungeliebt und nicht akzeptiert. Die Mitteilungs-
fähigkeit gegenüber Vater und Mutter ist stark gestört. In dem Kind arbeitet es erheblich, es fühlt sich dadurch, als säße es auf einem Pulverfaß,
kurz vor der Zündung. Die Nieren als Kontaktträger melden sich. Der
innere Kampf im Kind beginnt, es möchte von beiden Elternteilen an-
erkannt werden und verlangt nach Zuwendung. Aus welchen Gründen
auch immer wird ihm diese nicht gegeben. Die Entzündung schreitet
voran, und der Körper reagiert mit Schmerz und Fieber. Die Diagnose des
Arztes heißt Nierenbeckenentzündung, und: Entweder starke Antibiotika
oder ein Aufenthalt in der Klinik sind das Resultat. Dort erfährt das Kind

plötzlich Zuwendung, die Eltern kümmern sich aus Sorge wieder um ihr Kind, dem dieses offensichtlich guttut. Nach Abklingen der Entzündung, wieder zu Hause, in der gleichen Umgebung, unter denselben Voraussetzungen, wiederholt sich dasselbe Spiel. Es wäre hier die Aufgabe der Klinik und der Ärzte im Gespräch mit den Eltern, diese verfahrene Situation zu besprechen, um sie zu einer Er-Lösung zu bringen.

Es ist erstaunlich, daß die Zahl der Nierenerkrankungen gerade in letzter Zeit sehr ansteigt.

Genauso erstaunlich ist es, daß Männer mehr zur Bildung von Nierensteinen neigen als Frauen. Männer gehen mit ihren Gefühlen noch sehr unfrei um, sie haben zum Teil noch zuviel unterschwellige Angst, ihre Gefühle zu zeigen. Auch Nierensteine sind ein »Zuviel«: Im Harn sind zu viele Stoffe, und aus Harnsäure, Calcium-Phosphat oder Calcium-Oxalat bilden sich Steine. Zuviel bedeutet: zuviel Gift und zu wenig Flüssigkeit.

Wo ein Mangel an Vertrauen vorherrschend ist, beginnt die Unsicherheit und das Mißtrauen, letztlich der Zweifel zu regieren. Zweifel und Angst sind die größten Feinde des Menschen. Angst und Zweifel sind die schlimmsten Widersacher und Nager an der Seele.

Vertraue Deiner eigenen Kraft und Stärke, vertraue Deiner eigenen Wahrnehmung, Deiner Intuition Deiner schöpferischen Fähigkeit zu denken, zu fühlen, zu handeln, denn damit legst Du Deine Hand vertrauensvoll in die Hand dessen, was Du als Leben, als Licht, als das Ewige oder die Urkraft bezeichnest.

Betrachten wir die Redewendung: *Es geht mir an die Nieren.* Sie drückt Besorgnis aus – sorgenfrei und lebensfroh zu sein wäre weitaus angebrachter.

Vertrauen ist eine Beziehung zur Tugend *Mut.*

Wer keinen Mut hat, sein Leben zu gestalten, steht in einem ständigen Zwiespalt, der ihn letztlich krank werden läßt. Das Leben ist Entwicklung und sucht sich ständig neue Wege, um sich zum Ausdruck zu bringen. Es kennt keine Furcht, es lebt voller Mut im Vertrauen auf den richtigen Zeitpunkt!

Ich bin immer zur richtigen Zeit am richtigen Ort und mache mit Erfolg das Richtige!

haben einen zuverlässigen Arbeitsplan. Jeden Tag filtern sie rund drei-hundert mal das Blut! Sie halten mein Gleichgewicht im Wasserhaus-halt und erfüllen lebenswichtige Stoffwechselfunktionen!

Frage Dich:
Wo liegen meine Schwierigkeiten?
Was kann ich an meiner Einstellung verbessern?
Was kann ich an meinem Verhalten verändern?

Ich sage ja zu mir:
Ich liebe meinen Partner; meinen Mann; meine Frau; mein Kind; meine Umwelt.
Ich vertraue mir; ich vertraue Dir!

Die geistigen Entsprechungen:
+ Vertrauen
+ Sicherheit

Nierenbeckenentzündung:
− Unsicherheit (gegenüber dem Partner)
− Mangelndes Vertrauen

Nierenschmerzen:
− Kontaktschwierigkeiten mit dem Partner

Nierensteine:
− Verhärtungen
− Härte im Verhalten gegenüber Mitmenschen
− verdrängte Gefühle
− Rechthaberei

Was Du für Dich tun kannst:
* Tee: Goldrutentee
* Minerale − Steine zum Tragen: grüner Jaspis
　　　　　　Steine zum Auflegen: Amethyst oder Hämatit
　　　　　　Steine als Wasser für innen und außen: Malachit

Die Ohren

»Wer nicht hören will, muß fühlen« ... ein sehr altes und wahres Sprichwort.

Mit dem Gehör ist es so eine Sache. Hören, hinhören, zuhören, um etwas Neues zu erfahren, dazu ist man eher geneigt, als das Wort Gehorsam einmal genauer zu betrachten.

Dieses Wort hat einen negativen Beigeschmack aus einer Zeit, in der die Erziehungsmethoden den Kindern absoluten Gehorsam abverlangten. Wurde er nicht erfüllt, so gab es Bestrafung. Der Gehorsam aber, der als Ausdrucksform des Naturbezogenen vorhanden ist, klinkt sich ein in die Gesetzmäßigkeit des Lebens.

Ein Mensch, der bereit ist, seine Ohren zu öffnen um zu lernen, der in sich hineinlauschen kann, dem enthüllen sich die geheimen Kräfte der Natur – und die seines Körpers – denn der Körper ist Natur! Hatte oder hat man in sehr jungen Jahren häufig unter Ohrenschmerzen zu leiden, so sollte dies nicht verwundern, denn: Wie der Schnupfen eine Reaktion auf eine bestimmte Situation ist, so ist es auch der Ohrschmerz, der von einer leichten Trommelfellrötung bis zur Entzündung und zur Mittelohrvereiterung reichen kann.

Daß für eine entsprechende Behandlung ein Arzt aufgesucht werden sollte, dürfte wohl klar sein, nur man sollte sich auch überlegen, warum gerade Kinder häufig über Ohrenschmerzen klagen. Sie werden dazu angehalten, zu hören, zu-zu-hören, hin-zu-hören und zu gehorchen.

Aus der Sicht des Kindes ist dies nicht einfach, denn für das noch nicht allzusehr belastbare Kind, ist das Ge-hor-chen der eigenen Natur gegenüber das Naheliegendste. Der große Konflikt entsteht erst, wenn Druck durch die Erwachsenen entsteht. Für das Kind bedeutet dies eine Einschränkung. Zum Beispiel lehnen es viele Kinder von sich aus immer wieder ab, Fleisch zu essen, und es gab und gibt immer wieder Eltern, die der Meinung sind, ihre Kinder müßten Fleisch essen. Der Zwang, gegen die innere, natürliche Abneigung zu handeln, bewirkt, daß im Kind etwas schmerzhaft im dazugehörigen Organ erscheint. So sagen Eltern oft: »Schrei nicht so laut ... es tut mir in den Ohren weh!«, aber die Musik in einigen Lautstärken höher schmerzt sie nicht. Wir sollten uns einmal bemühen, uns selber eingehend zu ergründen, und vielleicht erinnern wir uns dann an die eigene Kindheit zurück.

Ein kleines Mädchen kam zu einem Geschwisterpaar zu Besuch und durfte die Nacht bei ihnen verbringen. Es wurde eine sehr turbulente Zeit mit vielem Gekicher und einer Kissenschlacht. Zu sehr später Stunde erlaubte sich die Mutter, dem irren Treiben ein Ende zu machen, was nicht ohne Gegenaktionen blieb, woraufhin die Mutter noch bestimmter wurde. Am nächsten Morgen hatten zwei der Kinder Ohrenschmerzen, die allerdings nach einigen Stunden wieder verschwanden!

Ob klein, ob groß, ob jung oder alt, schwerhörig waren wir alle einmal oder werden es mit zunehmendem Alter. Man überhört so einiges, nimmt nur noch das wahr, was man hören will. Ein langsamer Prozeß der Unbeweglichkeit, der Starrheit, Sturheit, Steifheit setzt ein, der bis hin zur absoluten Schwerhörigkeit führen kann.

So kann es auch bis zur einseitigen Innenohrschwerhörigkeit führen, zum Hörsturz, der sich durch Fehlverhalten zur totalen Taubheit entwickeln kann.

Ein älterer Mensch sollte sich nicht vergraben in seiner eigenen Welt, er sollte jede Chance ergreifen, um aktiv am Weltgeschehen teilzunehmen, damit sich die Natur regenerieren kann. Solange er nur auf das Chaos der Weltgeschichte blickt, wird er sich dem Lebensimpuls der Natur nicht öffnen können.

Dieser Lernprozeß ist für einen jungen Menschen genauso gültig. Das »Er-wach-sen«-Werden ist nicht leicht, und so gibt es viele, die ihre Kinderschuhe nicht ausziehen wollen.

Erwachsen-Werden aber heißt: erwachen – wie es im Märchen von Dornröschen so schön dargestellt wird: Aus dem Dahindämmern aufwachen und erkennen, um mit der Schönheit des Lebens und der Liebe in Einklang zu gelangen.

Erwachsen sein heißt: sich seines wahren Seins bewußt werden, sich seines wahren Seins bewußt sein. Sind wir das immer in der Welt der Erwachsenen?

Durch die Kraft der Liebe lernen wir die schönen Seiten des Lebens kennen, dadurch nehmen wir Dinge wahr, die uns vorher verschlossen schienen: Das Rauschen des Wassers, des Regens, das Raunen des Windes, der Luft, der Natur.

Auch unser Körper läßt uns Regungen verständlicher wahrnehmen, wenn wir nach innen lauschen: Unseren Herzschlag, unseren Puls, unser Blut, alles ist von einem geheimnisvollen Klang erfüllt, wenn wir nur lernen zu lauschen!

Der Körper, jedes Organ, sogar jede Zelle Deines Körpers kann Dir seine Geschichte erzählen, wenn Du Deine Ohren nach innen geöffnet hast.

Höre auf die Stimme Deines Herzens, sie lenkt Deine Wege, lerne, auf sie zu lauschen und folge den Gesetzen des Lebens!

Betrachten wir einige Sprichwörter: *Wer nicht hören will, muß fühlen. Es ist so still, daß man das Gras wachsen hört. Jemandem Gehör schenken. Für jeden ein offenes Ohr haben. Leih mir dein Ohr. Auf taube Ohren stoßen. Hast Du einen kleinen Mann im Ohr? Setz mir keinen Floh ins Ohr. Es ist ein richtiger Ohrwurm. Mir klingen die Ohren. Überhören – Weghören – Zuhören – Gehorchen.*

MEINE OHREN

sind offen, um zu hören; zu lauschen, um verstehen zu können. Alles, was ich nicht hören will, verschließt meine Ohren.

Frage Dich:
Wo liegen meine Schwierigkeiten?
Was kann ich an meiner Einstellung verbessern?
Was kann ich an meinem Verhalten verändern?
Was will ich nicht hören?

Ich sage ja zu mir:
Ich bin bereit, zu(zu)hören.
Ich öffne meine Ohren, um meiner inneren Stimme gewahr zu werden.
Ich lausche dem Ruf meiner Seele und folge der Stimme meines Herzens!

Die geistigen Entsprechungen:
+ Hören; wahrnehmen
+ Annehmen
+ Hellhören
+ Wahrnehmungsfähigkeit der inneren Stimme
– Ungehorsam (gegen die eigene Lebensenergie)
– Sturheit
– Schwerhörigkeit

Was Du für Dich tun kannst:
* Blüten: Kalifornische Blüte (Star Tulpe)
* Mineral-Stein zum Tragen: Jaspis
* Die folgende Übung kannst Du im Sitzen wie im Liegen nachvollziehen: Entspanne Dich, sei ganz locker, Dein Ansprechpartner ist

Dein Körper! Deine Zellen und Deine Ohren, mit allem, was notwendig ist, um alles zu hören.

»Sanft lege ich meine Hände auf meine Ohren (ohne Druck, ganz locker). Ich spüre die Wärme meiner Hände. Voller Vertrauen und Hingabe an die göttlichen Heilkräfte überlasse ich meine Hände der Führung des Heilstromes. Ich fühle, wie die wärmende, heilende Kraft langsam über meine Hände, durch meine Ohrmuschel in meine Gehörgänge einfließt. Ein Energiestrom aus Wärme, Licht und Heilkraft pulsiert durch meine Ohren und öffnet mein inneres Gehör. Alles, was Schatten in sich trägt, wird jetzt durchlichtet. Ich nehme dies als Tatsache an. Ich bin bereit, der Stimme meines Engels, meines inneren Meisters, meines geistigen Lehrers oder Helfers gewahr zu werden, und ich folge dem Ruf meiner Seele!«

Stell Dir einen violetten Lichtstrom vor, der sich langsam in einen goldenen und dann in einen grünen wandelt.

Der Rücken (Nacken, Schultern)

Die sichtbare Haltung des Menschen erzählt seine Geschichte. Die Haltung des Kopfes, der Schultern, des Rückens.

Hinter dieser sichtbaren steht die innere Haltung eines Menschen. Hat er seinen Halt gefunden, oder trägt er leiderfüllt sein Kreuz? Sind seine Schultern nach vorne zusammengezogen, so daß er sich seiner eigenen Atmungsaktivität beraubt?

Sind seine Schultern nach oben gezogen, und muß er dadurch seinen Kopf ständig einziehen?

Ist sein Nacken hart und verspannt, so daß sich der Spannungsschmerz bis in die unteren Rückenregionen hinabzieht?

Ist sein Rücken bereits so gebeugt, daß es zu Veränderungen der Wirbelsäule geführt hat? Viele Fragen, auf die es viele Antworten gibt.

Früher gingen die Wasserträger mit einem Holzträger auf den Schultern, an denen an langen Ketten Eimer hingen, wie mit einer Waage, zum Wasserholen. Nur das Gleichgewicht des Wasserinhaltes ließ es zu, daß sie trotz der schweren Last gerade und aufrecht gingen. Das Holzjoch als Hilfe gab ihnen die Kraft zum Ausbalancieren. Heute lastet oft vieles auf unseren Schultern, vor allem, wenn wir in dem großen Irrtum verhaftet sind, man müsse alles allein tragen, ertragen, beginnen sich die Schultern zu verformen. Schultern und Nackenmuskulatur bilden viele kleine Verhärtungen in sich, und es tut weh! Wird der seelische Druck so stark, bedingt durch einseitiges Denken, das nur auf die Materie gerichtet ist, dann beginnt sich die Wirbelsäule zu deformieren und somit auch das gesamte Knochengerüst. Es kann vom Rundrücken über ein übermäßiges Hohlkreuz und einem Buckel bis hin zur Hüftverschiebung alles auftreten.

Der große Irrtum fanatisch religiöser und kirchlicher Institutionen, der Mensch müsse sein Kreuz tragen, ließ bei vielen Menschen einen immer größer werdenden Schuldkomplex entstehen, und das verhinderte jede gedankliche Veränderung. So leben heute noch sehr viele Menschen in dem Bewußtsein, sie seien dem Himmel um so näher, je mehr sie leiden.

Beginnt sich die innere Haltung auszurichten, dann beginnt sich auch der Mensch äußerlich aufzurichten. Seine Haltung wird gerader und aufrechter. Innere Aufrichtigkeit ist die Basis hierfür.

Niemand muß leiden, aber wenn jemand meint, es gehöre zu seinem Weg, dann ist es seine Entscheidung.

Wenn Du Dich mit einem Baum vergleichst, wählst Du Dir dann einen krummen, oder einen starken gerade gewachsenen?

Bist Du wie der Baum, der gerade und aufrecht auf der Erde steht, fest-verwurzelt in der Erde, mit einem starken Stamm und einer weitgeöffne-ten Baumkrone, die das Licht der Sonne dankbar in sich aufnimmt, so stehst du mit beiden Füßen, mit beiden Beinen auf der Erde, die Wirbel-säule und der Rücken sind gerade und aufrecht. Das Bewußtsein ist weit geöffnet, damit die geistige Kraft fließen kann.

Wenn wir das Gebot verstanden hätten, »ehre Deinen Vater und Deine Mutter«, dann würde es dem Körper besser gehen. Denn der Körper ist Natur, er gehört zur Mutter Erde, und er kehrt zu ihr zurück. Die geistige Kraft ist die Kraft des Vaters und der Mutter, des Schöpfers der Lebenskraft, und sie kehrt zu ihm zurück.

Beginnt der Mensch, in sich bewußt die Kraft der Mutter und des Vaters zu verbinden, dann begegnen sich Yin und Yang und verbinden sich zu einem Ganzen, einem gesunden harmonischen aufrechten Menschen! Niemand sollte sich zu einem Märtyrer machen, sondern jeder sollte ler-nen, sein Leben zu meistern, damit sein Kreuz zum Sieg des Körperbe-wußtseins wird und er seine Gedanken und Gefühle beherrscht. Der erste Sieg über seine Körpermaterie läßt ihn in einem Lichtkreuz erscheinen, so wie die Darstellung des altägyptischen Anks.

Betrachten wir einige Sprichwörter: *Auf seinen Schultern lastet die Welt. Deine Schultern sind breit genug, um es zu tragen. Ein Nacken wie ein Stier. Schöner Rücken kann auch entzücken. Sie haben schon viele Jahre auf dem Buckel.*

Mein Körper ist schön und voller Lebenskraft, es gibt nichts, was ihn bela-sten könnte, denn ich fühle mich frei.
Körper, Geist und Seele sind meine Einheit.
Ich fühle mich eins mit dem Kosmos.

Ich fühle mich frei.

MEIN RÜCKEN

drückt meine innere Haltung aus!

Frage Dich:
Wo liegen meine Schwierigkeiten?
Was kann ich an meiner Einstellung verbessern?
Was kann ich an meinem Verhalten verändern?

Ich sage ja zu mir:
Mein Körper ist schön und geschmeidig.
Es gibt nichts, was meinen Körper belasten könnte!

Die geistigen Entsprechungen:
+ Aufrichtigkeit
+ Denken, Fühlen und Handeln sind im Einklang
– unausgeglichene Verhaltensweisen

Was Du für Dich tun kannst:
* Spezielle Rückengymnastik, die von einem Arzt verschrieben wird; Krankengymnastik
* Massagen für den Rücken (wird vom Arzt verschrieben)

MEIN NACKEN

läßt mich genau spüren, wie verspannt ich bin.

Frage Dich:
Wo liegen meine Schwierigkeiten?
Was kann ich an meiner Einstellung verbessern?
Was kann ich an meinem Verhalten ändern?
Warum bin ich so hartnäckig?

Ich sage ja zu mir:
Ich bin voller Spannkraft und Vitalität!

Ich bin voller Lebenskraft und Freude am Leben!

Die geistigen Entsprechungen:
+ Spannungsausgleich
– Verspannung

Was Du für Dich tun kannst:
* Massagen verschreiben lassen
* Einreibungen mit Johanniskraut Öl (Rotöl)
* Steine zum Tragen: Magnolit

MEINE SCHULTERN

können viel tragen. Sie helfen mir, meine Haltung auszugleichen.

Frage Dich:
Wo liegen meine Schwierigkeiten?
Was kann ich an meiner Einstellung verbessern?
Was kann ich an meinem Verhalten verändern?

Ich sage ja zu mir:
Mein Körper ist schön und voller Lebenskraft!

Die geistigen Entsprechungen:
+ Hohe Belastbarkeit
+ Balance
+ Kräfteausgleich zwischen Geist und Materie
– Schuldkomplexe
– Sich schnell erdrückt fühlen, unter der Last des Alltags zusammen-
  brechen (Streß)

Was Du für Dich tun kannst:
* Massagen verschreiben lassen
* Bäder mit Ölzusätzen: Geranie/Lavendel oder Zitronengras

Die Schilddrüse –
Die Nebenschilddrüse

Die Funktion der Schilddrüse ist weitgehend bekannt. Sie ist unser »Jod-hersteller«. Sie kommt besonders ins Gerede, wenn der Stoffwechselbe-reich gestört ist und wenn der »Wechsel« eintritt, der bei der Frau meist viel intensiver betrachtet wird als beim Mann (denn der Wechsel beim Mann wird noch immer vertuscht). Die Schilddrüse ist überwiegend abhängig von der Information der Hypophyse.

Störungen im Bereich der Schilddrüse sind:

Überfunktion, Unterfunktion und Kropfbildung. Die Schild-Drüse sollte ihrem Namen entsprechend verstanden werden. Ein Schild bedeutet Schutz, Geborgenheit. Die Schilddrüse besteht aus zwei lappenartigen Gebilden, die schützend den Kehlkopf umgeben, das heißt: schildartig auf dem Kehlkopf liegen.

Ist eine Funktionsstörung dadurch spürbar, daß sich ständig Gereiztheit und Übererregbarkeit melden, ein Druck im Kehlkopf, übermäßiges Schwitzen oder verstärktes unbegründetes Herzklopfen auftreten, so kön-nen dies bereits Hinweise einer Überfunktion sein.

Erstaunlich, wie die Reaktionen der Menschen sind, die sich im »Wech-sel« befinden, denn sie wechseln ja wirklich. Der Hormonhaushalt verän-dert sich, und sie müssen sich mit Zuständen auseinandersetzen, die sie bisher nicht kannten. Das kann manches Mal in einen extremen Zustand ausarten, den man ohne Hilfe von außen fast nicht mehr bezwingen kann. Ausgeglichenheit wäre die Stärke der Schilddrüse. Aber woher diese neh-men, wenn die Erfahrung der Ausgeglichenheit noch nicht eingeübt ist?

Eine Unterfunktion ist zu verspüren, wenn sich eine gewisse Trägheit eingeschlichen hat. Müdigkeit, Unlust, Störungen im Stoffwechselbereich und ein ständiges »Ich mag nicht« können darauf schließen lassen.

Eine Wucherung des Schilddrüsen-Gewebes läßt einen Kropf sichtbar werden. Es ist wichtig, daß der Jodhaushalt stimmt. Es ist genauso wichtig, daß die Beziehung zum Körper stimmt, und es ist wichtig, daß die Hor-monsteuerung ausgeglichen wird und im Gleichmaß funktioniert und daß das Verhältnis der Mineralsalze stimmt. Und daß Gefühl, Gedanke und Handlung übereinstimmen!

Die Nebenschilddrüsen, und davon haben wir vier, befinden sich an der Hinterseite der Schilddrüse. Vier kleine linsenartige Gebilde haben die Aufgabe der Hormonbildung. Damit der Calciumstoffwechsel reguliert werden kann, produzieren sie ein bestimmtes Hormon: das Parathormon.

Ist hier eine Störung angezeigt, so können wir wiederum Rückschlüsse ziehen: Calcium wird benötigt, damit Festigkeit erreicht wird, zum Beispiel: in den Knochen. Die Knochen stehen für inneren Halt. Wieder befinden wir uns in der Wechselbeziehung oder in einem Hexenkessel. Denn ist der Calciumspiegel abgesunken, dann kann auch der Kreislauf zusammenbrechen. Dagegen gibt es kaum ein Zuviel an Calcium, weil der Körper das Calcium umwandelt, abbaut oder ausscheidet.

Ich vertraue auf meinen göttlichen Schutz und gehe beschwingt mit Liebe im Herzen in und durch den Alltag.

Ich lebe und erlebe mich voller Zuversicht. Ich fühle, wie Vitalität jede Zelle meines Körpers belebt.

mit Nebenschilddrüse, ist bekannt als »Jodhersteller« und ist damit beschäftigt, Calcium und Kalium zu produzieren. Sie trägt zur Hormonsteuerung bei und ist von der Information der Hypophyse abhängig.

Frage Dich:
Wo liegen meine Schwierigkeiten?
Was kann ich an meiner Einstellung verbessern?
Was kann ich an meinem Verhalten verändern?

Ich sage ja zu mir:
Ich vertraue auf meinen göttlichen Schutz und gehe beschwingt mit Liebe im Herzen in den Alltag hinein!

Die geistigen Entsprechungen:
Schilddrüse:
+ Leichtigkeit
+ Beschwingtheit
+ Vertrauen und Schutz
– Depressionen
– Verzerrtes Wahrnehmungsvermögen
– Hoffnungslosigkeit
– Trägheit
– Übererregbarkeit, Gereiztheit

Hypophyse:
+ Kontrolle über die Lebenskraft
– Unausgeglichene Zustände in allen Lebensbereichen

Was Du für Dich tun kannst:
* Minerale – Steine zum Tragen: Chrysocoll, Lapislazuli
          Steine zum Auflegen: Chrysocoll
          Steine – Wasser für innen und außen: Chrysocoll

Die Thymusdrüse

Gerade die Thymusdrüse wurde sehr lange Zeit stiefmütterlich behandelt. Man war der Auffassung, daß sie nach der Pubertätszeit langsam verkümmere – welch ein Irrtum!

Denn gerade sie ist dafür zuständig, daß die Lebensenergie im Menschen fließen kann. Sie hat eine spezielle Aufgabe im Lymphbereich übernommen: die Herstellung der T-Lymphozyten, die für das Immunsystem besonders wichtig sind. Die Thymusdrüse stellt in unserem Gemüts- und Energiehaushalt einen Stimmungsregler dar (Thymos = griech. = Stimmung). Ist unsere Stimmung auf Null, dann fühlen wir uns niedergeschlagen und bedrückt. Wir sind dann auch anfälliger für Einwirkungen von außen, sei es ein Wort, durch das wir uns angegriffen oder verletzt fühlen, sei es eine Infektion, ein Virus oder eine Unachtsamkeit anderer Art, wie zum Beispiel ein Ausrutscher mit Folgen, ein Bruch. Unser Stimmungsbarometer ist manches Mal alles andere als ausgeglichen!

Ausgeglichene harmonische Menschen, die ihre Energie nicht nur durch körperliche Aktivität zum Ausdruck bringen, sondern einen Ausgleich in der geistigen Aktivität finden, lassen ihren inneren Zustand nach außen sichtbar erkennen. Hiermit ist nicht die geistige Aktivität einer politischen Auseinandersetzung gemeint, sondern jene, durch die man sich seiner selbst bewußt wird. Naturverbundene Menschen sind in ihrer Ursprünglichkeit der Lebensaktivität, in ihrem normalen Verhältnis zur Natur, zum Leben, körperlich wesentlich stabiler. Je mehr Zivilisation, je mehr Sterilität wir um uns haben, um so mehr entfernen wir uns von der natürlichen Situation, Natur und Körper als Einheit zu betrachten.

Aus diesem Grunde brauchen wir uns auch nicht zu wundern, daß gerade diese Symptome der Stauungen zunehmen. Lebensenergie ist da, um zu fließen. Wenn sie zurückgehalten wird, gibt es Stauungen.

Halten wir das Natürlichste zurück und lassen aus Mut – Furcht, aus Liebe – Haß werden, so wird es Veränderungen im Energiefeld des Körpers geben – innen wie außen.

Je mehr der Mensch in das entgegengesetzte System der eigenen Gefangenschaft fällt, je unfreier er denkt und fühlt, um so bedrückender wird sein Gesundheitszustand.

Denn wo Glauben und Vertrauen entstehen, werden sich Wissen, Weisheit und Stärke einstellen. Die wahre Erkenntnis lenkt Dich zum Licht. Die Energie Deines Lebens drängt Dich, einen Weg zu suchen, um zum Licht zu gelangen. Denn Liebe heißt Leben, Leben heißt Licht. Das Licht ist in allem Leben physisch sowie geistig zu finden. Lieben heißt vergeben, Ver-

trauen und Mut, Zuversicht und Dankbarkeit für das Instrument Körper,
für das Leben!
Erhebe nicht nur Deine Stimme, sondern laß die Stimmung Deiner
Freude zum Ausdruck gelangen. Solange der Mensch lebt, ist seine Thymusdrüse aktiv. Sie verbindet Herz und Gehirn, Gefühl und Gedanken.
Verbinde beides, und die Aktivität der Thymusdrüse nimmt zu! Sei ehrlich
zu Dir, gestehe Dir Deine kleinen Schwächen ein, nur im Erkennen ergibt
sich der Zug der Veränderung.

Ich bin ehrlich genug, um meine Fehler einzugestehen.

MEINE THYMUSDRÜSE

hat die Aufgabe übernommen, das Immunsystem zu verstärken (Thymos = griech. Stimmung).

Frage Dich:
Wo liegen meine Schwierigkeiten?
Was kann ich an meiner Einstellung verbessern?
Was kann ich an meinem Verhalten verändern?

Ich sage ja zu mir:
Ich lebe und erlebe mich selber voller Zuversicht und fühle, wie Vitalität jede Zelle meines Körpers aufbaut! Ich danke für die Schöpferkraft!

Die geistigen Entsprechungen:
+ Mut
+ Zuversicht
+ Aktive Lebenskraft, Vitalität
+ Liebe, Leben, Licht
– Energiestau
– Haß, Neid, Gier
– Angst

Was Du für Dich tun kannst:
* Mineralien – Steine: Grüner Turmalin (für männlich), rosa Turmalin
(für weiblich)

Die Wirbelsäule
(Das Rückenmark, die Bandscheiben)

Die Wirbelsäule ist eine Säule aus Einzelwirbeln, die das tragende Fundament für den gesamten Knochenbau darstellt. Denn an ihr beziehungsweise mit ihr ist unser ganzes Knochengerüst verbunden.

Der Kopf wird getragen vom ersten großen Halswirbel, der breiter ist als die anderen, denn die ganze Last ruht auf ihm, dem sogenannten Atlas. Vielleicht erinnern wir uns an die griechische Mythologie: Atlas trug die Erdkugel in der Nackenmulde, zwischen Kopf und Schultern.

Diese Wirbelsäule, das »Weh« und »Ach« so vieler Menschen, besteht aus 33 Wirbeln, 7 Halswirbeln, 12 Brustwirbeln, 5 Lendenwirbeln, 5 Kreuzbeinwirbeln und 4 Steißbeinwirbeln.

Die 5 Kreuzbeinwirbel sind zu einem Segment verschmolzen, an welches die 4 verkümmerten Steißbeinwirbel anschließen.

Zwischen den einzelnen Wirbeln liegen die uns so bekannten Bandscheiben.

Sie wirken wie kleine Stoßdämpfer zwischen den einzelnen Wirbeln und haben die bemerkenswerte Fähigkeit, sich in Phasen der Ruhigstellung des Körpers, im Schlaf, zu regenerieren.

Befinden sich in uns Belastungszonen, egal ob mental, emotional oder handlungsmäßig, so drücken sie sich eindeutig in der Wirbelsäulenhaltung und der entsprechenden Schmerzsituation aus.

So gesehen sind Bandscheibenvorfälle immer identisch mit dem inneren Vorfall. Eine sehr schmerzliche Erfahrung, die, wenn sie nicht von dem bewußten Erfahren »woher«, »warum«, »weshalb« gelöst werden kann, nur durch operative Eingriffe zu beheben ist.

Beginnt aber der Mensch tiefer nach dem Sinn seines Daseins zu forschen, und beschäftigt er sich nicht nur mit der äußeren sichtbaren Form, der Materie, dann beginnt er vielleicht, die Zusammenhänge zu entdecken, die sich speziell in seinem Körperraum vollziehen. Nur durch das Entdecken, Verstehen, Erkennen, Begreifen und Umsetzen können sich die Zustände verändern. Solange es uns möglich ist, den Körper zu erhalten, sollten wir nach Möglichkeiten suchen, um ihm zu helfen, die körpereigenen Aufbaukräfte zu mobilisieren.

Niemand braucht sich über einen vernebelten Zustand der Sinne, der Wahrnehmungsfähigkeit zu wundern, wenn er sich berauscht. Sei es mit Genußmitteln, mit Drogen oder dergleichen mehr. Ein »Zuviel«, egal welcher Art, wird immer Überreaktionen zeigen.

126

Überarbeitung, Überanstrengung, Übernächtigung – Überhören, Übersehen und Übertretungen führen zur Überlastung.

Sind die Sicherungen in einem Haus auch alle ordnungsgemäß angebracht und eingestellt, so gibt es, wenn wir für einen Raum die angegebenen Sicherungswerte überschreiten, einen Kurzschluß, und die Sicherung springt heraus.

Dort können wir allerdings schneller Ersatz einbringen als in unserem Körper. Dieser Vergleich könnte Aufschluß geben über die ursprünglichen Fehlinformationen, die wir in unseren Körper eingeschleust haben, wo wir überzogen haben.

Ein »es ist zu spät« gibt es nicht. Korrigieren können wir solange wir leben – verdeutlichen soll dies ein Beispiel:

Ein junges Mädchen bereitet sich auf ihre Abschlußprüfung vor. Sein ganzes Denken und Fühlen dreht sich nur noch um die Prüfung. Dieser Druck lastet sehr auf seinem ganzen Wesen. Durch nichts ist es abzulenken. Es versteift sich immer mehr auf den Druck und kommt den Tränen immer näher, die sich wie durch ein Überdruckventil lösen möchten. Der Körper beginnt, innerhalb sehr kurzer Zeit zu reagieren. Schmerzen des Rückens treten immer stärker auf. Die Wirbelsäule beginnt, sich in der Region der Lendenwirbelsäule zu melden. Beschwerden in den Füßen und Beinen beginnen, sich bemerkbar zu machen. Die rechte Hüfte schmerzt. Es wird unerträglich, und zu seinem Entsetzen stellt das Mädchen bei der Betrachtung im Spiegel fest, daß es schiefe Hüften hat. Auch die Kopfschmerzen lassen nicht auf sich warten. Der Nacken wird zunehmend verspannter. Daraufhin geht das Mädchen zum Arzt.

Die Diagnose war nicht erfreulich – Bestrahlungen, Fango, Massagen und Spritzen waren die Folge.

Die Prüfung rückte immer näher, und plötzlich kam dem Mädchen der glorreiche Einfall: Jetzt ist Schluß mit dem Streß, ich mach' mich ja selber fertig! Eine großartige Erkenntnis.

Ich überlasse es dem Leser, zu entscheiden, was geholfen hat! Die Prüfung wurde blendend bestanden. Die Behandlung beim Arzt war vorbei, da fiel ihr Blick wieder in den Spiegel. Die Haltung der Hüfte war besser geworden, und sie stellte fest: »Ich habe seit Tagen keine Schmerzen mehr!«

Der Körper signalisiert die Einseitigkeit im Denken und Handeln sehr genau, und wir können lernen, damit umzugehen.

Der große Mittler zwischen unserem Computer, dem Gehirn, und dem Körper ist das Rückenmark.

Man könnte es mit einem feinnervigen Sensoren-Netz vergleichen. Dieses Rückenmark wird gut beschützt, und es darf nicht verletzt werden:

Es liegt eingebettet im sogenannten Rückenmarkskanal, es ist der Kanal für die Lebenskraft.

Diese Lebenskraft, die uns befähigt zu sein, ist von Natur aus in einem ständigen Fluß, in Bewegung, in Aktivität.

Gibt es eine Einschränkung dieser Aktivität, die zugleich Evolution, Entwicklung darstellt, so führt dies zu argen Körperfunktionsstörungen.

Die Ausflüchte, die gesucht werden, um dann als Ursache des Schmerzes angegeben werden zu können, sind faszinierend: Es ist der Stuhl, das Bett, die Operation, der Vorfall und so weiter – aber in uns ist etwas vorgefallen; wir sind innerlich gestolpert – über unsere eigenen kleinen Fußangeln!

Die Bandscheiben verbinden die Wirbel miteinander. Wären wir auch so verbindend, verbindlich mit unserer Umwelt, dann würden sich schöne, aber keine schmerzhaften Vorfälle ereignen. Die innere Elastizität könnte sich in der Beweglichkeit zum Ausdruck bringen, und nur wer innerlich verklemmt ist, dem wird sich in seiner Körperhaltung, vom Scheitel bis zur Sohle, die Verklemmung mitteilen!

Je anpassungsfähiger und beweglicher wir geistig sind, um so gelenkiger und beweglicher ist auch der Körper. Und das hat nichts mit dem Alter zu tun, denn ich habe schon achtzigjährige Menschen kennengelernt, die mit Schwung und Lebensfreude und mit geistiger Wachsamkeit ihre Umgebung erfreuten, und ein Mensch von Zwanzig fühlt und bewegt sich manchmal, als wäre er schon Hundert! So gibt es viele Hilfsbrücken, um die innere und somit auch die äußere Haltung zu verbessern: bewegen und atmen.

Finde den Halt in Dir, werde ein Mensch, der bewußt sein Leben in beide Hände nimmt, und beschäftige Dich mit der Botschaft, die Dir Dein Körper gibt, geh Deinem Geheimnis auf den Grund!

ist die tragende Säule in der Mittelachse meines Körpers! Sie besteht aus 33 Wirbeln, 7 Halswirbeln, 12 Brustwirbeln, 5 Lendenwirbeln, 5 Kreuzbein- und 4 Steißbeinwirbeln (die 5 Kreuzbeinwirbel sind zu einem Segment zusammengeschmolzen, an welches die 4 verkümmerten Steißbeinwirbel anschließen!). Zwischen den einzelnen Wirbeln liegen meine Bandscheiben!

Frage Dich:
Wo liegen meine Schwierigkeiten?
Was kann ich an meiner Einstellung verbessern?
Was kann ich an meinem Verhalten verändern?
Was erdrückt mich?
Wovon lasse ich mich beeindrucken?
Bin ich aufrichtig (zu mir)?

Ich sage ja zu mir:
Ich sage ja zu meiner Lebensenergie.
Es ist meine göttliche Versorgung, die mich erhält und durchströmt! Durch das versorgende Licht fühle ich mich frei und aufgerichtet!

Die geistigen Entsprechungen:
+ Halt, tragende Kraft
+ Lebenssäule
+ Aufrichtigkeit
+ Ausrichtung
+ Verantwortung
– Verkrümmungen
– Belastungen
– Verzerrungen von Gedanken und Gefühlen
– Einseitigkeit
– Unfreies Verhalten

Was Du für Dich tun kannst:
* Massagen und spezielle Übungen, die der Arzt verschreibt

* Eine große Hilfe zur Stärkung der Wirbelsäule ist die folgende Vorstellungsübung, bei der durch die Imagination alle Nerven und demzufolge alle Organe, ja, alle Zellen, erreicht werden. Das heißt: bei täglicher, regelmäßiger und intensiver Anwendung können sich Regenerierungserscheinungen einstellen:

* Entspanne Deinen Körper.

Laß Deinen Atem zu einem ruhigen Strom werden.

Laß jegliche Unruhe aus Deinem Körper beim Ausatmen entweichen.

Halte Dich aufrecht in einer entspannten, geraden Sitzhaltung und stell Dir folgendes vor:

Eine kleine, weißgoldene Lichtwolke bildet sich über Deinem Kopf, das Licht ist wie Sonnenlicht, hell und gleißend, es entwickelt sich bei der Berührung mit dem Licht ein Gefühl, als würdest Du eine kleine Lichtkrone auf Deinem Kopf tragen. Dein Körper richtet sich dabei gerade auf und Deine Wirbelsäule richtet sich aus. Sie streckt sich dabei immer mehr dem fühlbaren Licht entgegen. Aus dem Zentrum Deiner Lichtwolke formt sich ein kleiner Lichtwirbel, der sich langsam über Dein Scheitelchakra in Deinen Kopfraum hineinbewegt und ihn voll auslichtet.

Langsam beginnt der Lichtwirbel, sich in den Rückenmarkskanal hineinzubewegen. Spüre, wie der Lichtwirbel sich langsam körperabwärts bewegt. Das Rückenmark erfüllt sich und lädt sich mit der Flut des Lichtes auf, es ist ein Heilstrom göttlicher Versorgung, der so Deine Wirbelsäule durchflutet und alle Schatten bereinigt. Jeder Nerv, jede Zelle Deines Körpers kann sich so wieder regenerieren, wie es Deinem Lebensplan entspricht! Das Licht fließt bis zum Steißbein und pulsiert weiterhin als dynamischer Lebensaktivator. Mit dieser Übung werden alle Zellen erreicht!

ist der große Mittler zwischen meinem Gehirn und meinem Körper.
Mein Rückenmark liegt geschützt eingebettet in den Rückenmarkskanal.

Frage Dich:
Wo liegen meine Schwierigkeiten?
Was kann ich an meiner Einstellung verbessern?
Was kann ich an meinem Verhalten verändern?

Ich sage ja zu mir:
Mein Körper, mein Geist und meine Seele sind eine Einheit.
Ich bin in ständiger Verbindung zu meiner Lebenszentrale, meiner göttlichen Gegenwart!
Es gibt keine Trennung, nur eine Einheit!

Die geistigen Entsprechungen:
+ Träger der Lebenskraft
+ Stärke
+ Innerer Halt
– Lähmungen
– Blockaden
– Haltlosigkeit

Was Du für Dich tun kannst:
* Trage in Deiner Kleidung etwas Rotes, ein Rot, das Dir gefällt. Es aktiviert Deine Lebensenergie!
* Imaginationsübungen: Ein Lichtwirbel durchzieht das Rückenmark (siehe Wirbelsäule)

verbinden die einzelnen Wirbel meiner Wirbelsäule. Meine Bandscheiben oder Zwischenwirbel sind Faserknorpel, die einen Gallertkern umschließen. Sie wirken wie Stoßdämpfer zwischen den einzelnen Wirbeln und machen so ca. ein Drittel der Wirbelsäule aus. Die Gallertmasse der Bandscheiben enthält eine Nährflüssigkeit, die im Laufe des Tages durch die Druckbelastung herausgepreßt wird. Meine nächtliche Ruhepause ist wichtig, damit sich die Gallertkerne erholen und wieder mit Flüssigkeit auffüllen können.

Frage Dich:
Wo liegen meine Schwierigkeiten?
Was kann ich an meiner Einstellung verbessern?
Was kann ich an meiner Einstellung verändern?
Warum bin ich oft nicht beweglich?
Was hindert mich, verbindlich zu sein?

Ich sage ja zu mir:
Ich bin verbindlich zu allem!
Ich fühle mich verbunden mit dem Menschen, jedem Tier, jeder Pflanze, mit der Erde und mit dem Kosmos!

Die geistigen Entsprechungen:
+ Verbindlichkeit
+ Beweglichkeit
+ Flexibilität, Elastizität
– Verklemmungen; Verkrümmungen
– Vorfälle
– Man fühlt sich nicht angenommen, nicht unterstützt
– Einschränkungen
– Geistige Unbeweglichkeit

Was Du für Dich tun kannst:
* Der Körper benötigt Schlaf! (Bitte, trotz geistiger Lektüre oder des sogenannten esoterischen Wissens, nicht die körperlichen Grenzen überschreiten.)
* Hier gilt dieselbe Übung wie für die Wirbelsäule.

Die Zähne

Unsere Zähne bereiten uns im Laufe unseres Lebens sehr oft größere Schwierigkeiten. Bekommen wir die ersten Zähne, geschieht dies unter Schmerzen. Verlieren wir sie, so tut es uns weh, denn wer gibt schon gerne und freiwillig etwas her? Bekommen wir die zweiten Zähne, ergeben sich auch oft Komplikationen, weil Verformungen des Kiefers auftreten, und beim Verlust der zweiten Zähne wird oft hart gekämpft – und dieser Kampf erfüllt so manches Leben.

Unsere Zähne zermahlen unsere Nahrung, wenn wir ihnen die Möglichkeit dazu geben und nicht alles wie bei einem Stehimbiß hinunterschlingen. Sie sind dazu da, den Magen und die Stoffwechselorgane zu entlasten, indem sie die Speisen gut zerkleinern und zermalmen, also eine »Vorverdauung« vornehmen.

Menschen, die Schwierigkeiten mit ihren Zähnen haben, finden nicht den richtigen Zugang zur Lösung ihrer Probleme. Sie machen sich selber fix und fertig, bewältigen aber nicht ihre vorhandene Situation, sondern schlucken sie unverdaut hinunter und beginnen, wie ein Wiederkäuer, darauf herumzubeißen.

Dabei kann sich eine sehr starke Aggression entwickeln, und diese Menschen werden von ihrer Umwelt gern als bissig bezeichnet – mit Haaren auf den Zähnen. Die hinuntergewürgten Probleme liegen ihnen schwer und unverarbeitet im Magen und rufen Verstimmungen mit allen möglichen Begleiterscheinungen hervor: Leichte Magenverstimmungen bis hin zum Magengeschwür, Stoffwechselstörungen bis hin zum Durchfall können die Folge sein. Deshalb heißt es auch: »Gut gekaut, ist halb verdaut.«

Für die Erhaltung der Zähne sowie für ihre Pflege müssen wir notwendigerweise etwas Zeit aufbringen. Denn es ist keine Kunst, zahnlos zu werden, aber es ist eine Kunst, die Zähne zu erhalten! Die sogenannten Zivilisationsschäden gehen leider nicht spurlos an uns vorüber. Und ein hoher Prozentsatz von Leuten im Alter zwischen 30 und 40 Jahren trägt bereits Zahnprothesen, weil sie oft eine harte Nuß zu knacken haben und sich dabei die Zähne ausbeißen.

Die unverarbeiteten Situationen setzen sich dermaßen fest, daß ein nächtliches Zähneknirschen zu einem schmerzhaften Erwachen führen kann.

Dagegen haben Naturvölker diese Schwierigkeiten noch nicht, denn die Sucht nach »mehr« hat sie noch nicht überrollt. Sie haben trotz aller Probleme, ihrer einfachen Lebensweise und Ernährung, »Perlen im Mund«.

Auf Zahnfüllungen reagieren Menschen sehr unterschiedlich. Besonders Amalgamfüllungen führen zu Gesundheitsstörungen und zu Störfeldern.

Alles, was Du siehst, hörst oder liest, prüfe, und behalte das, was Deinem momentanen Bewußtsein entspricht. Versuche nicht, die Sterne vom Himmel zu holen, wenn Du keine Leiter hast, an der Du Dich festhalten kannst.

Betrachten wir einige Sprichwörter: *Jedes Kind kostet einen Zahn. Steiler Zahn. Daran kannst Du Dir die Zähne ausbeißen. Bißgurke.*

Ich vertraue der Weisheit meiner göttlichen Natur. Alles, was ich verbissen festgehalten habe, lasse ich los.

MEINE ZÄHNE

dienen nicht nur dem Zerkleinern von Nahrung: Sie sind ein wichtiger Bestandteil meines Körpers!

Frage Dich!
Wo liegen meine Schwierigkeiten?
Was kann ich an meiner Einstellung verbessern?
Was kann ich an meinem Verhalten verändern?
Wo habe ich mich festgebissen?
Warum bin ich so verbissen?

Ich sage ja zu mir:
Ich bin sanft, liebenswürdig und freundlich!
Alles, was ich an Nahrung zu mir nehme, physisch oder geistig, verarbeite ich langsam und bewußt!

Die geistigen Entsprechungen:
+ Vorbereitung und Vorverdauung physischer und geistiger Stoffe
+ Verarbeitung; Geduld; Ausdauer
− Aggressionen, Verbissenheit, Verhärtung, zu viel Ehrgeiz

Was Du für Dich tun kannst:
* Wähle eine fluor- und chlorfreie Zahnpasta
* Laß alte Amalgamfüllungen entfernen
* Massiere Dein Zahnfleisch täglich mit 1 Tropfen Olivenöl (nicht herunterschlucken)

Die Zunge

Die Zunge gehört zu den kostbarsten Werkzeugen, die wir besitzen, denn ohne Zunge gäbe es keine Sprache und keinen Geschmack.

Einem Koch, der sich seine Zunge verbrannt hat, dem fällt es schwer, die Suppe richtig abzuschmecken. Und sollte er sie versalzen haben, so darf er sie selber wieder auslöffeln!

Manch einer hat das »Herz auf der Zunge«, dadurch spricht er Dinge aus, die er vielleicht noch für sich hätte behalten sollen. Bei den Indianern war unehrliches Verhalten unehrenhaft, und es heißt: »Er spricht mit gespaltener Zunge.«

An der Rötung und am Belag der Zunge lassen sich Krankheitssymptome erkennen.

Betrachten wir einige Sprichwörter: *Es liegt mir auf der Zunge. Zügle Deine Zunge. Ich hätte mir beinahe die Zunge verbrannt. Das Herz auf der Zunge tragen.*

ist nicht nur Werkzeug zur Sprache, sie läßt mich auch den Geschmack genießen ...

Frage Dich:
Wo liegen meine Schwierigkeiten?
Was kann ich an meiner Einstellung verbessern?
Was kann ich an meinem Verhalten verändern?

Ich sage ja zu mir:
Ich bin experimentierfreudig, um zu erfahren, wie die in mir schlummernden Kräfte arbeiten!

Die geistigen Entsprechungen:
+ Werkzeug, Geschmack
+ Wahrnehmung ätherischer Stoffe über das Geschmacksempfinden
+ Überlegtes und bedachtes Handeln
– Geschwätzigkeit
– Unehrlichkeit
– Nichts abschätzen können
– Auflehnung
– Ablehnung
– Sich nicht einfühlen können

Was Du für Dich tun kannst:
* Mundspülungen mit einem Kamillenextrakt
* Mundspülungen mit einem 1/2 Teelöffel reinem Olivenöl (nicht schlucken)

Anhang

Zur Zubereitung des Mineralien-Wassers:

Den zuvor unter fließendem Wasser gereinigten Stein in eine kleine Schüssel reinen Quellwassers legen und ca. 20 Minuten lang in die Mittagssonne oder 1 Std. ins Tageslicht stellen. Bitte kein Kunstlicht!

Die Fähigkeit des Steines, das Schwingungselement seiner Silikatzusammensetzung, überträgt sich auf das Wasser und kann dann verdünnt werden: 7 Tropfen Uressenz auf 49 Tropfen Wasser! Bei Einnahme: 4 x 4 Tropfen täglich.

Zur äußeren Behandlung, Kompressen, zum Abwaschen, kann die entsprechende Menge bedenkenlos angewandt werden.

Zur Ernährung

Ich bin keine Ernährungswissenschaftlerin oder Vertreterin einer vegetarischen Gemeinde. Auch keine Anhängerin der Vollwertkost. Für mich gibt es drei Regeln:

1. Jeder Körper muß selber herausfinden, mit welcher Kost er sich wohl fühlt.
2. Niemand hat das Recht, einem anderen zu sagen, was er zu tun oder zu lassen hat.
3. Wenn der Körper frisch, lebendig, voller Vitalität und sprühender Lebenskraft, beweglich und strahlend erscheint, dann hat er scheinbar die richtige Ernährung für sich gefunden.

Es können nur Erfahrungswerte weitergegeben werden, die sich zum Experimentieren anbieten.

Aus meiner eigenen Erfahrung ist dieses Angebot entstanden:
* Brot, Teigwaren, Milch, Kartoffeln weglassen!
* Am Morgen: einen Früchteteller mit aufgeschnittenem Obst (je nach Jahreszeit).
* Mittags: viel Salat oder Gemüse, noch leicht knackig.
  Der Salat kann mit Soßen nach Herzenslust zubereitet und das Gemüse mit Butterflöckchen garniert werden.
* Am Abend: Gemüsesuppe, Salat oder Gemüse im Wechsel.

Sicherlich wirst Du jetzt denken: »Oh, nein, ohne Brot! Wie soll das gehen? Ohne die heißgeliebten Nudeln, ohne frische Semmelknödel usw. ...« Es geht sogar sehr gut! Je mehr Fruchtzucker, desto weniger Kaffee. Der Körper stellt sich sehr schnell um, er beginnt zu entschlacken, bekommt eine schöne Haut, wird konzentrationsfähiger, vitaler und lebendiger! Es purzeln sogar ein paar Pfunde.

Kopfschmerzen verschwinden, und für den Hunger zwischendurch gibt es Obst! Getränke ohne Verbote oder Vorschriften!

Es kann keine Mangelerscheinungen geben, denn Vitamine und Minerale werden gegessen.

Ich kann nur sagen ... mir geht es gut dabei, ich fühle mich wohl. Versuch's doch mal ...

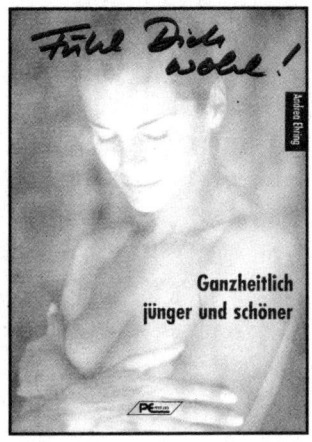

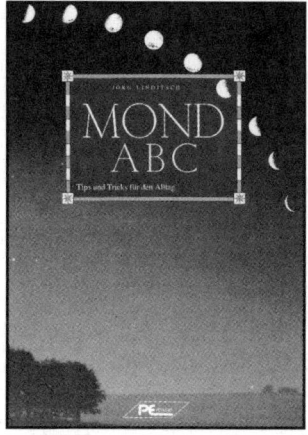

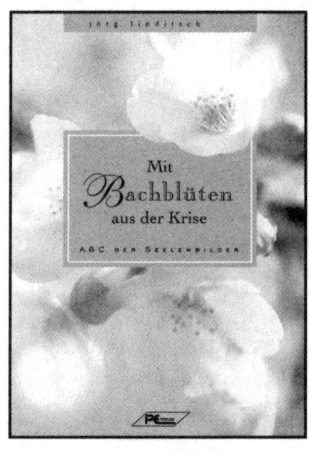

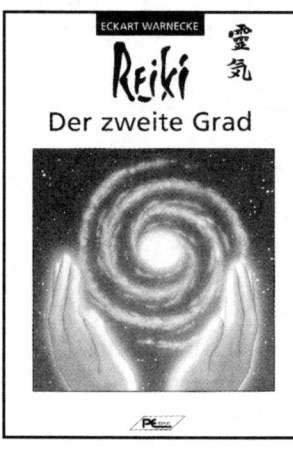

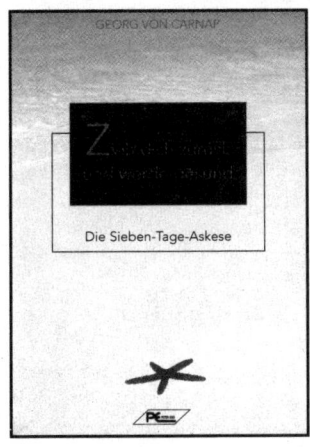

Gunda Lang

Schlank für Immer

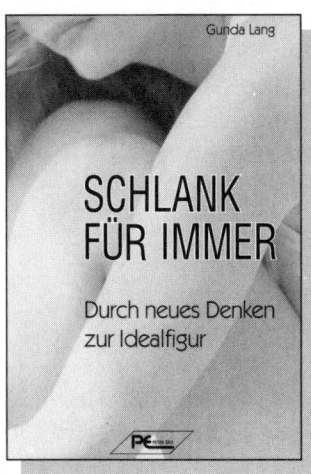

kartoniert, ca 104 Seiten
ISBN 3-8138-0395-3

Bücher aus dem Peter-Erd-
Programm finden Sie überall
im Buchhandel.
Fordern Sie das kostenlose
Gesamtverzeichnis an bei:
Verlag Peter Erd
Gaißacher Straße 18
81371 München
Telefon (0 89) 7 25 30 04
Fax (0 89) 7 25 01 41

Durch neues Denken zur Idealfigur

Schlanke Gedanken helfen bei Figur- und Gewichtsprobleme mehr als Hungerkuren! Die einfachste, bequemste und vor allem erfolgversprechendste Methode, den figürlichen Schwächen zu Leibe zu rücken, ist – Mentaltraining. Allein durch die richtigen Gedanken schaffen Sie es, vom Kopf her, unnötige Pfunde zu verlieren.

Wer kennt nicht das Problem: Viele Schlankheitsdiäten sind enorm anstrengend, manche sogar gefährlich, und ihr Erfolg ist meist nur von kurzer Dauer. All das ist vermeidbar, wenn man lernt, sein Unterbewußtsein auf die gewünschte Idealfigur zu programmieren.

Die Autorin weiß aus eigener Erfahrung, daß durch ein neues Denken jegliche Lust auf Süßigkeiten und der zwischenmahlzeitliche Naschzwang völlig verschwinden, Gunda Lang gibt mit »Schlank für immer« gezielte Anleitungen. Wer sie konsequent umsetzt, wird in wenigen Wochen seine Gewichts- und Figurprobleme bewältigen.

Ein praktischer Ratgeber für alle, die mit ihrer Figur unzufrieden sind!